Woods/Keady/Seddon
Angehörigenintegration

Verlag Hans Huber
Programmbereich Pflege

HUBER

Bücher aus verwandten Sachgebieten

Altenpflege Gerontologische Pflege/ Langzeitpflege

Bölicke et al.
Ressourcen erhalten
Reihe: Gemeinsam für ein besseres Leben mit Demenz
2007. ISBN 978-3-456-84394-0

Bowlby Sifton
Das Demenz-Buch
Ein «Wegbegleiter» für Angehörige, Pflegende und Aktivierungstherapeuten
2008. ISBN 978-3-456-84416-9

Bredenkamp et al.
Die Krankheit frühzeitig auffangen
Reihe: Gemeinsam für ein besseres Leben mit Demenz
2007. ISBN 978-3-456-84399-5

Brooker
Person-zentriert pflegen
Das VIPS-Modell zur Pflege und Betreuung von Menschen mit einer Demenz
2008. ISBN 978-3-456-84500-5

Buchholz/Schürenberg
Basale Stimulation in der Pflege alter Menschen
2009[3]. ISBN 978-3-456-84564-7

Fitzgerald Miller
Coping fördern – Machtlosigkeit überwinden
Hilfen zur Bewältigung chronischen Krankseins
2003. ISBN 3-456-83522-1

Heeg et al.
Technische Unterstützung bei Demenz
Reihe: Gemeinsam für ein besseres Leben mit Demenz
2007. ISBN 978-3-456-84396-4

Innes (Hrsg.)
Die Dementia Care Mapping Methode (DCM)
2007. ISBN 978-3-456-84040-6

Kitwood
Demenz
Der person-zentrierte Ansatz im Umgang mit verwirrten Menschen
2008[5]. ISBN 978-3-456-84568-5

Klessmann
Wenn Eltern Kinder werden und doch die Eltern bleiben
2006[6]. ISBN 978-3-456-84364-3

Kostrzewa
Palliative Pflege von Menschen mit Demenz
2008. ISBN 978-3-456-84459-6

Krohwinkel
Rehabilitierende Prozesspflege am Beispiel von Apoplexiekranken
Fördernde Prozesspflege als System
2008[3]. ISBN 978-3-456-84561-6

Mace/Rabins
Der 36-Stunden-Tag
2001[5]. ISBN 978-3-456-83486-3

Robert Bosch Stiftung (Hrsg.)
Gemeinsam für ein besseres Leben mit Demenz – Gesamtausgabe
Reihe: Gemeinsam für ein besseres Leben mit Demenz
2007. ISBN 978-3-456-84413-8

Sachweh
Spurenlesen im Sprachdschungel
Kommunikation und Verständigung mit demenzkranken Menschen
2008. ISBN 978-3-456-84546-3

Taylor
Ich habe Alzheimer
2008. ISBN 978-3-456-84643-9

van der Kooij
«Ein Lächeln im Vorübergehen»
Erlebensorientierte Altenpflege mit Hilfe der Mäeutik
2007. ISBN 978-3-456-84379-7

Angehörigen-, Familienorientierte Pflege

Friedemann/Köhlen
Familien- und umweltbezogene Pflege
2003[2]. ISBN 978-3-456-83671-3

Schnepp (Hrsg.)
Angehörige pflegen
2002. ISBN 978-3-456-83677-5

Wright/Leahey
Familienorientierte Pflege
2008. ISBN 978-3-456-84412-1

Weitere Informationen über unsere Neuerscheinungen finden Sie im Internet unter www.verlag-hanshuber.com.

Ke

Bob Woods
John Keady
Diane Seddon

Angehörigenintegration

Beziehungszentrierte Pflege und Betreuung von Menschen mit Demenz

Aus dem Englischen von Sabine Umlauf-Beck

UNIVERSITY OF BRADFORD
MAKING KNOWLEDGE WORK

University of Bradford Making knowledge work
Bradford Dementia Group Good practice Guides

Verlag Hans Huber

Bob Woods. Professor für klinische Psychologie älterer Menschen an der Universität von Wales Bangor und stellvertretender Direktor des Entwicklungszentrums für Demenz-Dienstleistung.

John Keady. Professor für Psychiatrische Pflege und die Pflege älterer Menschen an der Universität von Manchester/Bolton, Salford und Trafford Mental Health NHS.

Diane Seddon. Forschungsassistentin am Institut für medizinische und soziale Versorgungsforschung der Universität von Wales Bangor.

Lektorat: Jürgen Georg, Lisa Binse
Gestaltung und Herstellung: Peter E. Wüthrich
Titelillustration: pinx. Design-Büro, Wiesbaden
Druckvorstufe: Ursi Anna Aeschbacher, Biel/Bienne
Druck und buchbinderische Verarbeitung: Hubert & Co., Göttingen
Printed in Germany

Bibliographische Information der Deutschen Bibliothek
Die Deutsche Bibliothek verzeichnet diese Publikation in der Deutschen Nationalbibliographie; detaillierte bibliographische Daten sind im Internet unter http://dnb.d-nb.de abrufbar.

Anregungen und Zuschriften bitte an:
Verlag Hans Huber
Lektorat: Pflege
z. Hd.: Jürgen Georg
Länggass-Strasse 76
CH-3000 Bern 9
Tel: 0041 (0)31 300 4500
Fax: 0041 (0)31 300 4593
juergen.georg@hanshuber.com
www.verlag-hanshuber.com

Das vorliegende Buch ist eine Übersetzung aus dem Englischen. Der Originaltitel lautet «Involving Families in Care Homes» von Bob Woods, John Keady und Diane Seddon.

1. Auflage 2009

ISBN 978-3-456-84755-9

Inhaltsverzeichnis

Danksagung

Die Autoren danken

dem britischen National Lottery Charities Board und
der Europäischen Kommission

für die finanzielle Unterstützung der beiden Forschungsprojekte, die diesem Buch zugrunde liegen.

Weiterer Dank gilt den Kollegen und Mitarbeitern:

Mari Boyle
Kate Jones
Catherine Robinson
Clare Wenger
Helen Ross
Ulla Lundh
Ingrid Hellström
Brian Lawlor
Mary Drury
Alicia Sarabia Sánchez
Eva Rubio Fernández.

Auch danken wir Murna Downs (Bradford Dementia Group) und Helen Ibbotson (Jessica Kingsley Publishers) für ihre (fast) unerschöpfliche Geduld.

1 Integration von Angehörigen in Pflegeeinrichtungen – Ein Überblick

Dieses Kapitel beginnt mit drei anschaulichen Fallbeispielen, die einige der Probleme bei der Integration von Angehörigen in Pflegeeinrichtungen verdeutlichen. Des Weiteren skizzieren wir das konzeptionelle Gerüst für dieses Buch über beziehungszentrierte Pflege, erklären die Gründe, warum wir den Schwerpunkt auf Angehörige von Menschen mit einer Demenz gelegt haben und beschreiben kurz den regulativen Kontext. Schließlich geben wir einen Überblick über die zu diesem Thema zur Verfügung stehende Forschungsliteratur.

1.1 Einführung

Die Beziehungen zwischen Pflegeeinrichtungen und Angehörigen von demenzkranken Menschen können für alle Beteiligten belastend und spannungsreich sein. Natürlich sind sie nicht immer problematisch, doch haben wir zahlreiche Pflegeeinrichtungen besucht, in denen uns gesagt wurde: «Wir haben keine Probleme mit den Bewohnern, nur mit ihren Angehörigen». Und wir haben von vielen Familien über die Schwierigkeiten gehört, die sie mit der Leitung und den Mitarbeitern von Pflegeeinrichtungen hatten. Die folgenden Beispiele veranschaulichen, wie unterschiedlich die Reaktion auf eine derartige Situation sein kann und wie sich Beziehungen im Laufe der Zeit verändern können.

Julia Kunz besuchte zweimal pro Woche direkt nach der Arbeit ihre Mutter im Pflegeheim. Bei jedem Besuch nahm sie Schmutzwäsche mit, da die

Kleidung ihrer Mutter in dem Krankenhaus, in dem sie vorher untergebracht war, entweder verloren gegangen oder ruiniert worden war, worüber sich Julia sehr aufgeregt hatte. Immer noch hatte sie das Gefühl, dass Kleidungsstücke verschwanden. Deshalb war sie dem Pflegepersonal gegenüber ziemlich wütend geworden, als sie meinte, an einem Abend eine andere Bewohnerin in der Kleidung ihrer Mutter gesehen zu haben. Die Pflegekräfte fürchteten ihre Besuche und gingen ihr aus dem Weg, wenn sie da war. Julia hatte das Gefühl, dass sie über nichts informiert wurde. Sie fand die Besuche zunehmend schwierig, weil die Mutter kein sichtbares Interesse an der Familie zeigte – auch dann nicht, wenn sie Fotos ihres neuen Urenkels betrachtete. Julia fühlte sich auch von ihren beiden Brüdern im Stich gelassen. Diese kamen selten zu Besuch, obwohl sie in der Nähe wohnten. Es war Julia, die ihre Mutter zu Hause unterstützt hatte, seit der Vater vor zwei Jahren verstorben war. In dieser Zeit wurde auch deutlich, dass Julias Mutter größere Gedächtnisprobleme hatte, die ihr Mann erfolgreich verborgen hatte. Als man sie eines Tages in den frühen Morgenstunden auf der Straße auffand, wurde sie in ein Krankenhaus eingewiesen. Die Diagnose lautete «Demenz». Man bemühte sich um einen Pflegeplatz, womit Julia einverstanden war, da es letztendlich keine andere Lösung gab. Trotzdem fühlte sie sich schuldig wegen dieser Entscheidung und hatte Angst vor der Frage ihrer Mutter: «Wann kann ich wieder nach Hause?»

Johannes und Maria Wegener waren 55 Jahre verheiratet, bevor Maria in einer Pflegeeinrichtung untergebracht wurde. Auslösend war Marias aufgetretene Harn- und Stuhlinkontinenz, mit der Johannes nicht mehr umgehen konnte. Johannes hatte sie seit Beginn ihrer Demenz vor fünf Jahren zu Hause versorgt und besuchte sie nun zweimal in der Woche, um mit ihr Ausflüge im Auto zu unternehmen, wenn das Wetter gut war. Dabei besuchten sie einige ihrer Lieblingsorte in der Umgebung und tranken häufig auswärts Tee. Die Mitarbeiter der Pflegeeinrichtung hatten jedoch Bedenken wegen dieser Ausflüge, weil sie Johannes als eher rüde im Umgang mit Maria empfanden, wenn er ihr ins und aus dem Auto half. Er reagierte dem Personal gegenüber gereizt, wenn er zu Besuch kam und seine Frau nicht fertig war. Die Mitarbeiter wiederum hatten den Eindruck, dass er gar nicht sah, wie viel sie zu tun hatten. An einem Nachmittag kam Johannes zu Besuch und bemerkte, dass Maria an dem Tag gestürzt war. Sie hatte einen großen Bluterguss und eine Schnittwunde im Gesicht. Als er erfuhr, dass niemand ihren Sturz gesehen hatte, wurde er wütend und beschuldigte die Mitarbeiter, nicht richtig auf seine Frau aufzupassen. Zudem war er verärgert darüber, nicht direkt informiert worden zu sein, obwohl ihm die Leitung der Einrichtung sagte, man hätte versucht ihn anzurufen, ihn jedoch nicht erreicht. Bald nach diesem Vorfall erkannte Maria ihren Mann nicht mehr, was ihn sehr betroffen machte. Er wirkte oft traurig, teilte sich den Mitarbeitern gegenüber jedoch nur wenig mit. Unglücklicherweise bekam Maria einige Monate später eine Atemwegsinfektion und wurde in ein Krankenhaus verlegt, in dem sie zwei Wochen später starb. Die Pflegeeinrichtung wurde nicht über die Beerdigungsvorbereitungen informiert, erhielt jedoch eine Nachricht mit der Bitte, die verbliebenen Kleidungsstücke zu entsorgen.

Frau Hussain hatte ihren Mann seit Beginn seiner Demenz drei Jahre lang zu Hause versorgt. Jedoch war auch sie nicht gesund. Zudem wurde die Situation für sie dadurch schwierig, dass ihr Mann aggressiv wurde, wenn sie versuchte, ihm beim Waschen und Anziehen zu helfen. Als sie ihn schließlich nicht mehr betreuen konnte, wurde er in ein großes Krankenhaus 24 km von ihrem Haus entfernt verlegt. Sie sah ihn nur einmal alle zwei Wochen, wenn sie eine Transportmöglichkeit hatte, da sie nicht mit öffentlichen Verkehrsmitteln fahren konnte. Sie fühlte sich einsam und schuldig, weil sie ihr Eheversprechen nicht eingehalten hatte. Als sich die Gelegenheit bot, ihren Mann in ein Pflegeheim in unmittelbarer Nähe ihres Hauses zu verlegen, freute sie sich, denn nun konnte sie ihn jeden Tag besuchen und blieb häufig acht oder neun Stunden bei ihm. Anfangs stand sie dem Personal und der Art, wie ihr Mann versorgt wurde, sehr kritisch gegenüber. Es schien nie jemand in der Nähe zu sein, wenn ihr Mann beispielsweise zur Toilette musste und er schien immer der Letzte zu sein, der Hilfe beim Essen erhielt. Die Pflegekräfte fühlten sich bei allem, was sie taten, beobachtet und baten die Heimleitung, ihr zu häufige Besuche zu untersagen. Die Heimleitung vereinbarte ein Treffen mit Frau Hussain, um eine Lösung zu finden, wie sie in die Versorgung ihres Mannes einbezogen werden konnte. Dieses Gespräch erwies sich als sehr konstruktiv, denn Frau Hussain war bereit und in der Lage, ihrem Mann bei den Mahlzeiten zu helfen. Sie wusste bisher jedoch nicht, dass ihr dies gestattet war. So begann sie, ihren Mann persönlich zu versorgen, und allmählich verbesserte sich ihre Beziehung zu den Mitarbeitern, die ihre Bereitschaft zur Hilfe schätzten. Oft unterhielt sie sich mit anderen Bewohnern und deren Angehörigen und beschrieb die Pflegeeinrichtung als ihr «zweites Zuhause».

Die von den Familienangehörigen erlebten Belastungen und Herausforderungen bei der häuslichen Betreuung eines Menschen mit Demenz sind in den letzten 25 Jahren gut dokumentiert worden. Ziel dieses Buches ist, die Situation von Familien *nach* der Unterbringung ihres demenzkranken Angehörigen in einer Pflege- oder anderen Langzeiteinrichtung herauszustellen und Möglichkeiten aufzuzeigen, wie Mitarbeiter solcher Einrichtungen mit Familien zusammenarbeiten und unterstützend einwirken können, um Beziehungen zu verbessern und die von den Angehörigen möglicherweise weiterhin empfundene Belastung zu verringern. Ebenso wie für Familien, die ihre Angehörigen zu Hause betreuen, muss auch hier eine Möglichkeit gefunden werden, diese Aufgabe inmitten all der Veränderungen, die Demenz mit sich bringt, als befriedigend und angenehm empfinden zu können. Dabei spielen Mitarbeiter in Pflegeeinrichtungen eine Schlüsselrolle, denn sie unterstützen Familienangehörige und achten darauf, dass die Beziehung zwischen Familie und Heimbewohner weiterbesteht. Für diese Aufgabe werden sie vielleicht auch dadurch belohnt, dass sich die Lebensqualität sowohl der Familie als auch des demenzkranken Menschen verbessert, was letztendlich das Ziel jeder qualitativ guten Pflege und Betreuung ist.

1.2 Beziehungszentrierte Pflege

Unser Verständnis von Pflege basiert auf dem, was als «beziehungszentrierte Pflege» beschrieben werden kann, wobei die entscheidende Arbeit von Tom Kitwood (z. B. Kitwood 1997) üblicherweise unter dem Begriff «person-zentrierte Pflege» gefasst wird. Kitwood richtete die Aufmerksamkeit auf den Menschen mit Demenz und machte ihn zum Mittelpunkt einer Welt (der Pflege von Menschen mit Demenz), in der ihre Perspektive nicht beachtet und vernachlässigt zu werden schien. Zehn Jahre zuvor waren pflegende Familienangehörige noch die «versteckten Opfer» der Demenz- und Alzheimererkrankungen. In der Mitte der 1990er-Jahre erhielten sie durch Organisationen wie die Alzheimer Gesellschaft und andere Vereinigungen für pflegende Angehörige eine Stimme. Sie bekamen Unterstützung, wohingegen der Mensch mit Demenz selbst selten befragt und in Diskussionen über seine Situation oder Versorgung einbezogen wurde.

Es war Kitwood, der uns daran erinnerte, dass «Personsein» immer noch eine Möglichkeit für den Menschen mit Demenz darstellt und dass Indikatoren für Personsein und Wohlbefinden in täglichen Situationen sichtbar sind – beispielsweise dort, wo der Mensch seinen Willen zum Ausdruck bringt, Freude zeigt oder soziales Interesse. Für Kitwood drückt sich Personsein bei Demenz in der wechselseitigen Beziehung zwischen Pflegenden und Menschen mit Demenz aus und wird durch sie ganz wesentlich unterstützt (Woods 1999). Sein Ansatz stimmt mit dem der beziehungszentrierten Pflege überein.

Brooker (2004) erkannte vier Elemente, die person-zentrierte Pflege ausmachen:

- Menschen mit Demenz und die sie Pflegenden wertschätzen (*valorieren* = V)
- jeden Menschen mit Demenz *individuell* behandeln (I)
- die Welt aus der *Perspektive* von Menschen mit Demenz betrachten (P)
- eine *soziale Umgebung* schaffen, in der sich der Mensch mit Demenz wohl fühlen kann (S).

Person-zentrierte Pflege integriert diese vier Elemente, sodass Menschen mit Demenz und diejenigen, die sie betreuen, wirklich als «VIPS» angesehen werden. Von Bedeutung ist die Gewichtung der Wertschätzung von Pflegenden – unabhängig davon, ob es sich um Familienangehörige oder bezahlte Pflegekräfte handelt – und sozialem Umfeld. Im Wesentlichen geht es bei beiden um ein Geflecht von Interaktionen und Beziehungen, das, so nimmt man an, einen großen Einfluss auf den Menschen mit Demenz haben kann.

Die für den in einer Pflegeeinrichtung lebenden Menschen mit Demenz zwei wichtigen Beziehungen sind die zu Familienangehörigen und Freunden einerseits und die zu den verschiedenen Mitarbeitern der Betreuung und Pflege andererseits. Erstere haben eine entscheidende Bedeutung im Zusammenhang mit der Lebensreise dieses Menschen, letztere in Bezug auf das tägliche Wohlbefinden und die Befriedigung seiner Bedürfnisse. Das, was diese beiden Beziehungsparteien beeinflusst, ist eine dritte Komponente, nämlich die Beziehung zwischen den Familienangehörigen (und Freunden) und den Mitarbeitern der Pflegeeinrichtung. Die Stärke dieser Beziehung – oder auch die Spannungen, die innerhalb dieser Beziehung bestehen – können sich wiederum auf die Beziehungen beider Parteien zu dem demenzkranken Menschen auswirken. Diese Wechselwirkung von Beziehung veranschaulicht das «Demenzpflegedreieck» in Abbildung 1.1.

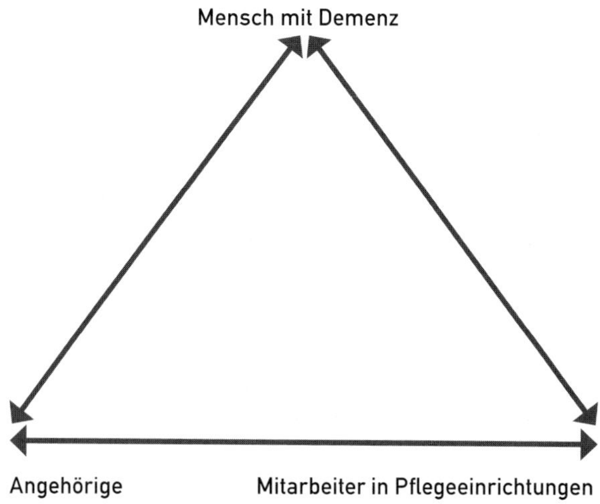

Abbildung 1.1: Dreieck der Pflege von Menschen mit Demenz

Nolan et al. (2003) schlugen das «Senses Framework» («Gefühlsgerüst») als eine Möglichkeit vor, diese Dreiecksbeziehung zwischen dem Menschen mit Demenz, seinen Angehörigen und den Mitarbeitern der Pflegeeinrichtung zu verstehen. Sechs Aspekte (Gefühle) werden hier herausgestellt:

- Gefühl für Sicherheit – sich sicher fühlen
- Gefühl für Zugehörigkeit – sich als Teil von etwas empfinden, einen Platz haben
- Gefühl für Kontinuität – Vergangenheit, Gegenwart und Zukunft in Verbindung bringen
- Gefühl für Zielgerichtetheit – ein bestimmtes Ziel anstreben
- Gefühl für Erfüllung und Leistung – das Gefühl haben, irgendwohin zu gelangen
- Gefühl für Bedeutsamkeit – das Gefühl haben, von Bedeutung zu sein.

Nolan et al. (2003, 2006) argumentieren, dass diese sechs Aspekte eine entscheidende Bedeutung für wechselseitig befriedigende Beziehungen haben. Jede Seite – der Mensch mit Demenz, der Angehörige und der Mitarbeiter der Pflegeeinrichtung – kann jeden dieser sechs Aspekte unterschiedlich erleben, wobei schon eine Diskrepanz in nur einem dieser Aspekte die Qualität der Beziehung nachteilig beeinflusst. Beispielsweise fühlt sich der demenzkranke Mensch vielleicht sicher und geborgen, wenn er freundliche, lächelnde Gesichter um sich hat und auf seine körperlichen Bedürfnisse sofort und behutsam eingegangen wird; der Angehörige fühlt sich möglicherweise sicher, wenn er den Menschen mit Demenz in guten Händen und gut versorgt weiß; der Mitarbeiter der Pflegeeinrichtung fühlt sich eventuell sicher, wenn seine Arbeit nicht gefährdet ist, wenn er sich nicht bei jeder Handlung kritisiert und kontrolliert fühlt und wenn er sich nicht von einem Angriff, sei er physisch oder verbal, bedroht fühlt.

Dieses Buch beschäftigt sich mit den vielen Bereichen, in denen sich pflegende Familienangehörige und Mitarbeiter in Pflegeeinrichtungen durch effektive Kommunikation und partnerschaftliche Arbeit helfen können, diese sechs Gefühlszustände einer befriedigenden Beziehung zu erreichen. Beispielsweise können Familien und Mitarbeiter zu einem gegenseitigen Gefühl von Sicherheit beitragen (oder dieses untergraben). Genauso können Familien den Mitarbeitern oder umgekehrt helfen, ein Gefühl von Bedeutsamkeit zu erlangen, indem sie den Beitrag der anderen Seite wertschätzen. Im letzten Kapitel dieses Buches gehen wir noch einmal auf das «Senses Framework» als einer Methode ein, unser Verständnis von beziehungszentrierter Pflege zu verbessern.

1.3 Die Tragweite von Demenz

Der Schwerpunkt dieses Buches liegt auf der Demenzerkrankung, weil gerade in diesem Kontext die Einbindung der Familie von besonderer Bedeutung ist. Wenn der Bewohner einer Pflegeeinrichtung kognitiv eingeschränkt ist und vielleicht wichtige Lebensentscheidungen nicht mehr selbst treffen kann, ist jemand, der diesen Menschen seit vielen Jahren gut kennt und der als ein Anwalt seiner Bedürfnisse angesehen werden kann, von großem Nutzen. Macht es die kognitive Einschränkung für den Bewohner schwierig, Einzelheiten seiner Lebensgeschichte, Vorlieben, Interessen und Erfahrungen mitzuteilen, können Informationen von Angehörigen bei der Erstellung von Pflegeplänen und bei der Kommunikation von unschätzbarem Wert sein. In diesen und anderen Bereichen kognitiver Veränderungen im Zusammenhang mit Demenz kommt dem Beitrag von Familienangehörigen zusätzliche Bedeutung zu. Es ist jedoch zu berücksichtigen, dass auch sie von den Veränderungen des demenzkranken Menschen tief betroffen sein können. Zuzusehen, wie sich jemand, den man so viele Jahre gekannt und geliebt hat, so verändern kann – vielleicht sogar bis zu dem Punkt, an dem er mich nicht mehr erkennt und keine Kommunikation mehr möglich ist – kann eine schmerzvolle Erfahrung sein. Viele Angehörige haben den Menschen mit Demenz lange Zeit zu Hause gepflegt, bevor sie einen Platz in einer Pflegeeinrichtung gesucht haben. Möglicherweise fühlen sie sich nach dieser langen Zeit erschöpft und haben vieles verloren. Einige haben vielleicht ihren Beruf oder andere Interessen aufgegeben und keinen Kontakt mehr zu Freunden oder anderen Familienmitgliedern, weil die Betreuung des Menschen mit Demenz so allumfassend wurde.

Die Demenz beeinflusst also nicht nur das Leben des Betroffenen selbst, sondern auch das der Angehörigen. Sie ist der häufigste Grund für die Unterbringung in einer Pflegeeinrichtung. Generell wird davon ausgegangen, dass die Mehrheit der Bewohner in Pflegeeinrichtungen jeglicher Art in irgendeiner Form dement ist – unabhängig davon, ob die Einrichtung nun auf die Pflege von Menschen mit Demenz spezialisiert ist oder nicht (Macdonald et al. 2002).

1.4 Integration von Angehörigen: Ein Standard für Pflegeeinrichtungen?

In Großbritannien werden Pflegeeinrichtungen regelmäßig gemäß den rechtlichen Rahmenvorschriften für die nationalen Mindeststandards in geriatrischen Pflegeeinrichtungen (National Minimum Standards for Care Homes for Older People; Department of Health 2003, Scottish Executive 2004, Welsh Assembly Government 2004) überprüft und für die Qualität ihrer Pflege verantwortlich gemacht. In Deutschland werden ebenfalls regelmäßig Pflegeeinrichtungen gemäß den Prüfkriterien des Medizinischen Dienstes des Spitzenverbandes Bund der Krankenkassen e.V. (MDS) überprüft (MDS, 2005), [Anm. d. Lek.]. Jedoch wird bei Durchsicht dieser Standards die Integration der Familien erstaunlich wenig erwähnt, obwohl jede Pflegeeinrichtung über Richtlinien dazu verfügen muss: «Die Familie, Freunde und Vertreter von künftigen Bewohnerinnen und Bewohnern erhalten bei Einzug ihres Angehörigen in die Pflegeeinrichtung schriftliche Informationen zu den Richtlinien, wie die Institution mit der weiteren Integration von Bezugspersonen der Bewohnerin oder des Bewohners verfährt» (Standard 10.5, Welsh Assembly Government 2004). Andere Bereiche, in denen Angehörige und Freunde ausdrücklich erwähnt werden, beziehen sich auf:

- Probebesuche: Die Familie und Freunde können die Pflegeeinrichtung vor der Unterbringung ihres Angehörigen besichtigen (Standard 4).
- Pflege am Lebensende: Angehörige und Freunde können an der Planung mitwirken, wie mit künftig zunehmender Gebrechlichkeit, mit Krankheit im Endstadium und mit Tod umgegangen wird und haben die Möglichkeit, bei dem Sterbenden zu bleiben (Standards 19.4 und 19.10).

- Autonomie und Wahlmöglichkeit: Bewohner, Angehörige und Freunde werden bei der Herstellung von Kontakten zu Fürsprecher- und/oder Betreuerdiensten unterstützt (Standard 8.3).
- Qualitätssicherung: Zur Überprüfung, ob die Pflegeeinrichtung die Bedürfnisse des Bewohners erfüllt, werden die Meinungen von Familien und anderen Interessenvertretern des Bewohners zu Rate gezogen (Standard 28.4).
- Beschwerden: Die Pflegeeinrichtung muss sicherstellen, dass Beschwerden von Angehörigen und Freunden angehört, ernst genommen werden und dass ihnen entsprechend gehandelt wird (Standard 31, Welsh Assembly Government 2004).

Im Allgemeinen wird in den Standards die Autonomie des Bewohners herausgestellt. Dazu gehört auch sein Recht – beispielsweise bezüglich seines Kontaktes zu Angehörigen und Freunden – *niemanden* sehen zu müssen, den er nicht sehen will. Wenn der Bewohner sein Recht nicht selbst einfordern kann, werden Fürsprecher-/Betreuerdienste hinzugezogen. Die mögliche Mitwirkung von Angehörigen wird in diesem Punkt nicht herausgestellt. Aufgrund der im Mental Capacity Act (2005) genannten Bestimmungen wird dieser Aspekt in England und Wales sicherlich weiterentwickelt werden. Darin ist festgehalten, dass ein Mensch – zusätzlich zu den existierenden Bestimmungen zu seinen finanziellen Angelegenheiten – jemanden benennen darf, der für ihn hinsichtlich seiner Betreuung und Pflege entscheidet, wenn er selbst dazu später nicht mehr in der Lage sein sollte. Obwohl die Standards Partnerschaftlichkeit nicht ausschließen – die ja den Schwerpunkt dieses Buches bildet – geben sie relativ wenig Anhaltspunkte dafür, wie Pflegeeinrichtungen Angehörige und Freunde von Bewohnern auf konstruktive Art und Weise einbinden können.

1.5 Forschungsergebnisse zur Integration von Angehörigen

Dieses Buch entstand unmittelbar aus unserer Mitwirkung an zwei von der University of Wales Bangor durchgeführten komplementären Studien, die die gleiche Thematik erforschten wie wir, nämlich die Integration von Angehörigen demenzkranker Menschen in Pflegeeinrichtungen. Die erste Studie (s. Kap. 2) untersuchte die Erfahrungen von Familien während des ersten Jahres, nachdem der Mensch mit Demenz in einer Pflegeeinrichtung untergebracht worden war. Sie wurde in Nordwales unter der Leitung von Diane Seddon durchgeführt. Die zweite Studie (s. Kap. 3, S. 43) bietet einen Überblick über ein europäisches Projekt, das in Irland, Großbritannien, Schweden und Spanien durchgeführt wurde und die Integration von Familien anhand der Erfahrungen von Angehörigen und Mitarbeitern in Pflegeeinrichtungen untersuchte. Bob Woods und John Keady waren an diesem Projekt beteiligt.

Bevor diese Studien und die daraus resultierenden Erkenntnisse für die Praxis detaillierter beschrieben werden, werfen wir einen kurzen Blick auf die existierende Forschungsliteratur zu diesem Thema, um damit unser Buch in diesen Kontext zu stellen. Im gesamten Buch – außer an den Stellen, an denen wir uns auf eine bestimmte Studienquelle beziehen, die einen anderen spezifischen Begriff gebraucht – verwenden wir für Senioreneinrichtungen und Pflegeheime aller Art den Begriff «Pflegeeinrichtung».

1.5.1 Der Umzug in eine Pflegeeinrichtung: Erfahrungen von Angehörigen

Viele Inhalte dieses Buches gehen auf eines der Hauptergebnisse einer nordamerikanischen Studie zurück, in der 517 pflegende Angehörige über zwei Jahre hinweg begleitet und in deren Zeitraum 152 Menschen mit Demenz in einer Pflegeeinrichtung untergebracht wurden. Zarit und Whitlatch (1993) fassten dieses Ergebnis folgendermaßen zusammen: «Die Laufbahn der Pflegenden endet nicht an der Tür einer Institution, sondern geht in einer veränderten und weiterhin anstrengenden Art und Weise weiter. Pflegende geben ihre Rolle nicht auf, sondern verlagern lediglich ihre Verantwortung» (S. 35). Die simple Auffassung, dass die Belastungen durch die häusliche Versorgung eines Menschen mit Demenz nach dessen Unterbringung in einer Pflegeeinrichtung wegfallen, muss revidiert werden. Die Belastungen mögen andere sein, sie verschwinden aber nicht. Buck et al. (1997) berichteten, dass ein Drittel der in einer großen britischen Bevölkerungsstudie erfassten Angehörigen, die «gebrechliche ältere Menschen» in Pflegeeinrichtungen besuchten, psychisch unter der Situation litten, wobei die Wahrscheinlichkeit dafür bei denen am höchsten war, die ihren Lebenspartner besuchten.

Schuldgefühle tragen hierbei am meisten zu der emotionalen Belastung bei, die von vielen Angehörigen nach der Unterbringung des Menschen mit Demenz erlebt wird. Beispielsweise berichteten Woods und Matthison (1996) über Ergebnisse einer per Post durchgeführten Umfrage, an der 169 Mitglieder der Angehörigenvereinigung (Relatives Association) in Großbritannien teilnahmen. Sie alle hatten einen Angehörigen oder Freund, der in einer Pflegeeinrichtung lebte. Über 40 % klagten über signifikante Symptome einer Depression und zwei Drittel über Schuldgefühle, weil sie ihren Angehörigen in eine Pflegeeinrichtung gegeben hatten. Über 80 % berichteten, sie hätten das Gefühl, ihren Angehörigen zumindest manchmal im Stich gelassen zu haben. Der Grad ihrer Depressivität und ihre Schuldgefühle standen damit in engem Zusammenhang. Über ähnliche Ergebnisse berichteten Aneshensel et al. (1995) in der bereits erwähnten großen US-amerikanischen Langzeitstudie mit über 500 demenzkranken Menschen und ihren pflegenden Angehörigen. Auch hier nahmen die Schuldgefühle nach der Unterbringung in einer Pflegeeinrichtung zu. In Frankreich untersuchten Ritchie und Ledesert (1992) 257 Familienangehörige von Menschen mit einer Demenz, die in zwei unterschiedlichen Langzeitinstitutionsformen untergebracht waren. Von den Angehörigen berichteten 34 % über Schuldgefühle hinsichtlich der Unterbringung, auch hier zeigten sich in diesem Zusammenhang wieder Symptome einer Depression. Angehörige von demenzkranken Menschen, die in einer eher häuslichen und weniger institutionellen Einrichtung lebten, litten weniger unter Schuldgefühlen und emotionaler Belastung. Woods und Macmillan (1994) berichteten ebenfalls über geringere Schuldgefühle bei Angehörigen demenzkranker Menschen, wenn diese in einer weniger institutionalisierten pflegerischen Umgebung lebten. In einer qualitativen Studie identifizierte Garity (2006) Schuldgefühle hinsichtlich der Unterbringung in einer Pflegeeinrichtung als einen Faktor dafür, dass Angehörige mit dieser Situation schlechter umgehen können.

1.5.2 Welche Faktoren beeinflussen den Eindruck von Angehörigen?

1.5.2.1 Die Pflegeeinrichtung und das Personal

Eine schwedische Studie wies darauf hin, dass Streitigkeiten in Pflegeeinrichtungen der häufigste Grund für ein Burn-out von Angehörigen waren, die einen Menschen mit Demenz mindestens einmal wöchentlich in einem Pflegeheim besuchten (Almberg et al. 2000). Diese Streitigkeiten beruhten auf Problemen in der Interaktion zwischen dem Angehörigen und den Mitarbeitern der Einrichtung sowie zwischen den Mitarbeitern der Einrichtung und dem von Demenz Betroffenen selbst. Daraus wurde der Schluss gezogen, dass für eine Stichprobe von 30 Angehörigen dieser Studie der «Grad von Belastung durch die Begebenheiten, die in ihrer Interaktion mit dem Pflegeheim stattfanden, vorhergesagt werden konnte» (S. 936).

Almberg et al. zeigten auf, dass sich Angehörige bei Entscheidungen hinsichtlich des Menschen mit Demenz ausgeschlossen fühlten und der Art der Versorgung durch die Mitarbeiter kritisch gegenüberstanden – nicht nur in Hinsicht dessen, was getan wurde, sondern auch, wie es getan wurde. Die Angehörigen meinten, dass es nicht ihre Aufgabe wäre, den Mitarbeitern sagen zu müssen, wie sie den Bewohner versorgen sollten oder sie daran erinnern müssten, was zu tun ist. Wie wichtig eine gute Beziehung zwischen Mitarbeitern und Angehörigen ist, wird durch diese Studie sehr deutlich.

1.5.2.2 Der Mensch mit Demenz

Die Studie von Almberg et al. (2000) zeigt zudem, dass die Belastung der Angehörigen auch mit den Veränderungen des Menschen mit Demenz zusammenhängt, wozu beispielsweise das Nichterkennen vertrauter Menschen und das wiederholte Fragenstellen zählen. In dieser besonderen Stichprobe allerdings demonstrierten die Ergebnisse, dass die Beziehungen zu den Mitarbeitern der Pflegeeinrichtung eine größere Rolle spielten.

In einer Studie mit 133 Familienangehörigen in den USA konnten Whitlatch et al. (2001) die komplexen Verknüpfungen zwischen den Veränderungen eines Menschen mit Demenz, den Faktoren innerhalb der Pflegeeinrichtung und ihrer Wirkung auf die Familienangehörigen verdeutlichen. Sie zeigten, dass Depressionen von Angehörigen tatsächlich eher dort auftraten, wo diese größere Probleme mit dem emotionalen und geistigen Zustand des demenzkranken Menschen hatten und die Interaktion zwischen beiden eher negativ war. Doch standen Gefühle von Depressivität auch damit in Zusammenhang, dass sich der Angehörige nicht gut an das Leben des anderen in der Einrichtung gewöhnen konnte, was wiederum auf zukünftige Schwierigkeiten innerhalb der Kommunikation zwischen den Mitarbeitern der Einrichtung und dem Angehörigen hindeutete und darauf, dass dieser es eher negativ bewertete, wie sich der demenzkranke Mensch selbst an die neue Umgebung gewöhnte.

Die Angehörigen, die in der Vergangenheit eine enge Beziehung zu dem von Demenz betroffenen Menschen hatten, empfanden es als eher positiv, wie dieser sich in der neuen Umgebung einlebte. Sie fühlten sich von den Pflegekräften mehr unterstützt, die Begegnungen mit dem demenzkranken Menschen waren eher positiv und sie waren weniger bestürzt darüber, den anderen in einer Pflegeeinrichtung zu erleben. All dies trug zu einer als besser wahrgenommenen Eingewöhnung des Menschen mit Demenz bei.

Diese Studie zeigt die Bedeutung der zwischenmenschlichen Beziehungen zwischen Familienmitgliedern, von Demenz Betroffenen und Mitarbeitern einer Pflegeeinrichtung und lenkt den Fokus darauf, wie Angehörige Menschen mit Demenz und ihre Schwierigkeiten im Kontext ihrer langjährigen Beziehung sehen.

1.5.2.3 Die Bedeutung von Besuchen und Mitwirkung

Eine große Langzeitstudie in den USA begleitete 210 Familienmitglieder, deren demenzkranke Angehörige bis zu fünf Jahre in einer Pflegeeinrichtung untergebracht waren (Yamamoto-Mitani, Aneshensel und Levy-Storms 2002). Die Ergebnisse zeigten, dass sich die Art, wie Besuche stattfanden, schon bald nach der Unterbringung festigte und dass sich in der Nachfolgezeit bei 80 % ein stabiles Besuchsschema entwickelte. Lebenspartner, die vor Beginn der Demenz eine enge Beziehung zu dem anderen hatten und in der Nähe der Pflegeeinrichtung lebten, kamen am häufigsten zu Besuch. Eine Gruppe blieb in der Anfangssituation eher zurückhaltend. Bei ihr nahm die Häufigkeit der Besuche erst im Laufe der Zeit zu. Zu dieser Gruppe zählten diejenigen, die von der häuslichen Betreuung am meisten erschöpft waren und wohl Zeit zur Erholung brauchten. Angehörige, die ihre Unzufriedenheit mit der Qualität der Betreuung in der Pflegeeinrichtung ausdrückten, neigten eher dazu, ihre Besuchsdauer zu reduzieren als die Häufigkeit ihrer Besuche.

Eine Reihe von Barrieren, die Besuche in Pflegeeinrichtungen behindern, wurden von Port (2004) in einer Untersuchung von 93 Angehörigen von Menschen mit kognitiven Einschränkungen herausgestellt. Dazu gehörten praktische Probleme wie die Einrichtung zu erreichen (hier handelte es sich eher um Transportprobleme als um die Entfernung selbst), eine schlechte Beziehung zu den Mitarbeitern und ein kleineres soziales Netzwerk (von anderen, mit denen man sich die Besuche hätte teilen können). Angehörige, die sich mehr Sorgen machten, kamen häufiger zu Besuch. Ob diese Besorgnis nun Ursache oder Wirkung war, bleibt unklar. Es kann jedoch gut sein, dass diejenigen, die zu mehr Besorgnis neigten, das Gefühl hatten, es seien mehr Besuche notwendig, als dass die Besuche selbst Grund zur Besorgnis gaben. In qualitativen Interviews berichteten Angehörige, dass der Zustand des Menschen mit Demenz Besuche schwierig machte (obwohl das Ausmaß der Verhaltensstörungen nicht mit selteneren Besuchen in Zusammenhang stand). Ein Familienangehöriger klagte darüber, dass ein Besuch leichter wäre, wenn man weiter vom Bett entfernt sitzen könnte!

In einer groß angelegten, gut kontrollierten Studie mit 185 Angehörigen von Menschen mit Demenz in US-amerikanischen Pflegeheimen stellten Gaugler et al. (2004) positive Ergebnisse fest, wenn Angehörige in den Lebensalltag einer Einrichtung einbezogen wurden. Die Familienmitglieder, die ihre Angehörigen häufiger besuchten, empfanden sich weniger überlastet und hatten seltener das Gefühl, zu viel zu tun zu haben. Diejenigen, die Unterstützung bei Aktivitäten (z. B. Ausflüge) boten oder daran teilnahmen, berichteten über eine engere und vertrautere

Beziehung zu dem Menschen mit Demenz. Tornatore und Grant (2002) allerdings stellten in einer Untersuchung mit 276 Familienangehörigen fest, dass eine größere Mitwirkung bei der praktischen Versorgung mit einer höheren Belastung in Zusammenhang stand, wobei das Empfinden stärkerer Belastung auch mit den geringeren Erwartungen an die Pflegeeinrichtung als einer Institution zusammenhing, in der der demenzkranke Mensch in einer Abteilung untergebracht war, die auf seine speziellen Bedürfnisse einging. Bei der Interpretation der Belastung in Zusammenhang mit praktischer Versorgung muss darauf hingewiesen werden, dass der Anteil der Lebenspartner in dieser Untersuchung ungewöhnlich niedrig war (weniger als 10 %) und dass es häufig die Partner sind, die mehr in die praktische Versorgung einbezogen werden möchten. Zudem mag es eine Rolle spielen, inwieweit der Familienangehörige hier die Wahl hat.

1.5.3 Wie möchten Angehörige einbezogen werden?

In den USA verglichen Port et al. (2005) zwei Arten von Einrichtungen (Pflegeheime und betreutes Wohnen), wozu sie 353 Familienangehörige befragten. Ein Viertel der Angehörigen gab an, sich in gewissem Umfang um die Wäsche des Bewohners zu kümmern, ein Drittel half bei der praktischen Versorgung und zwei Drittel boten bei anderen Aufgaben und Aktivitäten (z. B. Ausflüge) Unterstützung. Achtzig Prozent berichteten darüber, sich um die Finanzen des Menschen mit Demenz zu kümmern und 90 %, die medizinische Versorgung und das allgemeine Wohlbefinden zu beaufsichtigen. Nur ein sehr kleiner Teil (4,3 %) der Angehörigen wollte weniger einbezogen werden, während etwas mehr als ein Viertel mehr Mitwirkung wünschte. Die anderen zwei Drittel waren mit der gegenwärtigen Situation zufrieden und wollten keine Veränderung. Die Bereiche, in denen sich Angehörige mehr wünschten, betrafen das Unternehmen von Ausflügen und mehr Zeit mit dem demenzkranken Menschen. Nur ein kleiner Teil (ca. 5 %) wünschte sich mehr Beteiligung an der persönlichen Pflege.

Die Angehörigen ermittelten eine Reihe von Bereichen, in denen sie mehr Integration begrüßt hätten. Am meisten wurde der Wunsch nach häufiger stattfindender Kommunikation mit den Mitarbeitern der Einrichtung geäußert. Hier wurden regelmäßige Treffen, Telefongespräche, die Weitergabe von Informationen über Veränderungen und regelmäßig erscheinende Rundschreiben genannt. Etwa einer von sechs Angehörigen berichtete, dass er sich ansprechbarere Mitarbeiter, eine größere Kontinuität in der Pflege, mehr oder besser qualifiziertes Personal und eine größere Offenheit gegenüber den Familien hinsichtlich bestehender Probleme wünsche.

Bei der in Großbritannien von Woods und Matthison (1996) per Post durchgeführten Befragung der Relatives Association (Angehörigenvereinigung) äußerte ein Viertel der 153 Befragten den Wunsch, mehr an der täglichen Versorgung beteiligt zu werden. Fast zwei Fünftel wünschten sich mehr Kontakt zu den Mitarbeitern und über zwei Drittel (69 %) hatten den Eindruck, dass zu wenige Aktivitäten geboten wurden. Ein Viertel empfand, dass die Mitarbeiter oft Entscheidungen trafen, die sie lieber selbst getroffen hätten und dass sie der Meinung von Angehörigen nicht genügend Aufmerksamkeit schenkten. Ritchie und Ledesert (1992) berichteten über ähnliche Ergebnisse in ihrer in Frankreich durchgeführten Untersuchung mit 257 Angehörigen. Diese Studien stützen die Ergebnisse früherer Arbeiten in den USA (z. B. Rubin und Shuttlesworth 1983; Schwartz und Vogel 1990), die darauf hinweisen, dass es in einigen Bereichen eine Uneindeutigkeit bezüglich der Rollen von Mitarbeitern und Angehörigen gibt und dass die Hilfsbereitschaft von Angehörigen wohl nicht immer erkannt wird (oder nicht immer willkommen ist).

1.6 Fazit und wichtigste Punkte

Gaugler (2005) fasst die Ergebnisse der Forschungsliteratur zur Einbindung von Familienangehörigen hervorragend zusammen, wobei er den Schwerpunkt auf die US-amerikanische Literatur legt. Aus seiner Darstellung und den oben kurz aufgeführten Studienergebnissen können folgende Schlüsse gezogen werden:

- Familien verlassen ihren demenzkranken Angehörigen nach dessen Unterbringung in einer Pflegeeinrichtung nicht, sondern bleiben weiterhin in dessen Leben eingebunden. Sie besuchen ihn, obwohl dies durch die demenzbedingten Veränderungen schwieriger werden kann.
- Möglicherweise empfinden Familienangehörige weiterhin Anspannung und Belastung – allerdings in anderer Form. Sehr häufig sind Schuldgefühle, weil sie den anderen in eine Pflegeeinrichtung gebracht haben. Des Weiteren kann der Austausch mit den Mitarbeitern der Einrichtung zu der erlebten Belastung einiger Angehöriger beitragen.
- Familienangehörige betreuen den Menschen mit Demenz sozial und emotional, denn sie sind darum bemüht, seine Identität zu erhalten und erkennen, dass dazu die Zusammenarbeit mit dem Personal der Einrichtung erforderlich ist.
- Familienangehörige fungieren als Fürsprecher des Menschen mit Demenz.

- Einige Familienangehörige helfen gern bei der praktischen Versorgung des von Demenz Betroffenen, doch herrscht hierbei möglicherweise Uneindeutigkeit bezüglich der Verantwortlichkeit für bestimmte Aufgaben, wobei sowohl Angehörige als auch Mitarbeiter glauben, dass diese in ihren Verantwortungsbereich fallen.
- Pflegeeinrichtungen, die Angehörige als Menschen ansehen, deren Bedürfnisse sie zu erfüllen suchen, können die Familie wahrscheinlich gut integrieren und eine positive Beziehung aufbauen.
- Einiges deutet darauf hin, dass sich die Einbindung von Familien positiv auf Menschen mit Demenz auswirkt. In einer großen US-amerikanischen Studie mit 400 dementen Bewohnern von Pflegeeinrichtungen beispielsweise weisen Dobbs et al. (2005) darauf hin, dass sich demenzkranke Menschen, deren Familien sich sozial engagieren und zu verstehen versuchen, was dieser wirklich möchte, stärker an Aktivitäten beteiligen. Aus derselben Studie berichten Zimmerman et al. (2005), dass die Einbindung der Familie in deutlichem Zusammenhang mit einigen Aspekten der Lebensqualität von Menschen mit Demenz steht.

2 Erfahrungen von Familien nach der Unterbringung ihres Angehörigen in einer Pflegeeinrichtung – Eine Studie aus Nordwales

In diesem Kapitel werden die Erfahrungen von Familien während des ersten Jahres nach der Unterbringung ihres Angehörigen in einer Pflegeeinrichtung beschrieben und durch kurze Gesprächsauszüge verdeutlicht. Des Weiteren werden Aufgaben und Verantwortungsbereiche von Angehörigen aufgezeigt. Einige davon resultieren aus der Zeit vor der Unterbringung und werden weitergeführt, während andere neu hinzukommen. Es hat sich gezeigt, dass die Anpassung an die neue Situation in vier Phasen verläuft:

- Anfangs überwiegen Gefühle von Schuld und Verlust.
- Danach kann sich Vertrauen aufbauen.
- Familienangehörige werden selbstsicherer in ihrer Beziehung zu Mitarbeitern und lernen, mit ihnen zu verhandeln.
- Ehepartner richten ihr Leben weiterhin nach der Betreuung des anderen aus, wohingegen Söhne und Töchter sich eher wieder auf andere Lebensbereiche konzentrieren.

Die eigene Gesundheit, Beziehungen (sowohl zum demenzkranken Menschen als auch zu den Mitarbeitern der Einrichtung) und Bewältigungsstrategien hatten in dieser Studie einen wesentlichen Einfluss auf die Erfahrungen von Familienangehörigen.

2.1 Einführung

Die erste Forschungsarbeit, auf die sich dieses Buch direkt bezieht, ist eine in Nordwales durchgeführte qualitative Studie, die den Prozess der Unterbringung eines demenzkranken Angehörigen in einer Pflegeeinrichtung und die Auswirkungen dieser Veränderung auf die Familie beleuchtete (Seddon, Jones und Boyle 2001, 2002). Insgesamt wurden 78 Familienangehörige in der Zeit unmittelbar nach dem Umzug befragt, wovon sich 29 zehn Monate später erneut zu der Situation äußerten (s. Anhang 1 für weitere Details der Untersuchung). Dieses Kapitel stellt die wichtigsten Ergebnisse der Studie heraus.

2.2 Aufgaben und Verantwortungsbereiche von Angehörigen

Die Unterbringung in einer Pflegeeinrichtung bedeutet nicht, dass damit die Betreuung und Versorgung beendet ist. Vielmehr markiert sie einen entscheidenden Wendepunkt. Die meisten Angehörigen empfanden weiterhin ein starkes Verantwortungsgefühl gegenüber dem Menschen mit Demenz und leisteten einen gezielten Beitrag zu seiner Betreuung:

> Die Betreuung hört nicht auf. Sie ist anders, aber sie hört nicht auf.

Häufig ergänzten sie in bedeutendem Maße die praktische, persönliche und fachliche Versorgung durch die Mitarbeiter der Pflegeeinrichtung. Die Angehörigen übernahmen weiterhin einige der Aufgaben, die sie schon vor der Unterbringung ausgeführt hatten. Doch kamen auch neue Verantwortungsbereiche hinzu.

- Die *bleibenden* Verantwortungsbereiche lagen im Schutz der Würde des Menschen mit Demenz, der Stärkung seines Selbstwertgefühls, im Erhalt seiner Individualität, in der Übernahme der Rolle des Fürsprechers und in ihrem Beitrag zu einer Entscheidungsfindung. Wichtig waren auch das Angebot von Gesellschaft und Hilfe zum Erhalt familiärer und sozialer Kontakte. Einige Angehörige halfen in begrenztem Umfang auch bei der persönlichen Pflege.
- Die *neuen* Verantwortungsbereiche lagen darin, eine persönliche und heimische Umgebung zu schaffen und den Mitarbeitern ihre besonderen Kenntnisse über den demenzkranken Menschen zu vermitteln.

Angehörige wissen viel über die Biografie des Menschen mit Demenz, was seine persönlichen Vorlieben, Bedürfnisse und Schwachpunkte anbelangt. Die meisten gaben ihr Wissen gern an die Mitarbeiter der Einrichtung weiter:

> Ich habe ihnen alle möglichen Informationen über ihn gegeben, was er gern anzieht, wie er frisiert werden möchte, dass man ihn wirklich zum Gespräch animieren muss, weil er so still ist – diese Sachen. Glücklicherweise haben sie das beherzigt, was das Leben für uns alle wesentlich leichter macht.

Derartige Informationen sind für einen person-zentrierten Pflegeansatz wichtig, weil sie den Mitarbeitern dabei helfen, den Menschen mit Demenz zu verstehen und auf ihn individuell einzugehen. Zudem machen sie auf die sozialen und emotionalen Bedürfnisse des Bewohners aufmerksam, die manchmal schwieriger zu erfassen sind als die körperlichen Bedürfnisse. In jedem Fall sollten Mitarbeiter bereit sein, Angehörigen zuzuhören, sich auf ihre auf Erfahrung beruhende Wissensbasis zu beziehen und von ihren Kenntnissen zu lernen.

Eine weitere wichtige Betreuungsaufgabe, die Angehörige nach der Unterbringung übernahmen, war die Beaufsichtigung der Qualität der Versorgung. Dazu zählte in der Regel die Kontrolle, ob der demenzkranke Mensch sauber und gepflegt aussah sowie die Beurteilung, inwieweit die Bewohner der Einrichtung aktiviert und stimuliert wurden und wie einfühlsam die Mitarbeiter auf die persönlichen Bedürfnisse der Bewohner eingingen. Die Angehörigen hatten oft Sorge, dass dieser Aspekt ihrer Betreuungsrolle vom Personal als Einmischung interpretiert werden könnte:

> Ich möchte nicht, dass sie wissen, was ich mache – es könnte sein, dass sie sich angegriffen fühlen und es an ihr auslassen. Trotzdem achte ich darauf, wie viel sie wiegt, wie sie aussieht, ob sie sauber ist und ich kontrolliere regelmäßig, ob sie Druckstellen hat.

Ihr starkes Verantwortungsgefühl gegenüber dem Menschen mit Demenz beeinflusste ihre Erfahrungen nach der Unterbringung und war weiterhin eine Hauptursache für ihre Anspannung und Belastung. Die meisten fühlten sich letztendlich für das Wohlbefinden und Glück ihres demenzkranken Angehörigen verantwortlich, was sich häufig in der Art widerspiegelte, wie sie ihre Rolle nach der Unterbringung definierten:

> Sie hat vielleicht andere Menschen, die etwas für sie tun, die sie baden und ihr beim Essen helfen, aber die Verantwortung liegt letztendlich bei mir. Was das anbelangt, so hat sich nichts geändert.

Hatte der von Demenz Betroffene Schwierigkeiten, sich in das Leben in der Pflegeeinrichtung einzuordnen, fühlten sich Angehörige erheblich unter Druck in dem Versuch, die Situation zu verbessern.

Es zeigte sich, dass Lebenspartner und Kinder, die an der Betreuung des demenzkranken Menschen beteiligt gewesen waren, ihre Rollen und Verantwortungsbereiche nach seinem Umzug in eine Pflegeeinrichtung hinsichtlich der Zeit, die sie bei Besuchen dort verbrachten und der Durchführung von Aufgaben zur persönlichen Betreuung unterschiedlich wahrnahmen. Die meisten Lebenspartner waren im Ruhestand und besuchten den anderen so häufig wie möglich, wenn es ihre Gesundheit und die Möglichkeit, die Einrichtung zu erreichen, zuließen. Sie wollten in der Regel mehr in die persönliche Versorgung des anderen einbezogen werden als Töchter oder Söhne, die bei der Betreuung des Elternteils geholfen hatten. Lebenspartner waren häufig frustriert darüber, dass sie nicht mehr tun konnten. Sie unterschieden zwischen ihrem *gewünschten* Grad an Mitwirkung bei der kontinuierlichen Versorgung ihres Partners und ihrem *tatsächlichen* Grad an Mitwirkung. Dies spiegelte in vielfältiger Weise den Konflikt wider, den sie vor der Unterbringung in der Pflegeeinrichtung erfahren haben mögen, nämlich den zwischen ihrer *Bereitschaft*, weiterhin für den anderen zu sorgen und ihrer *Fähigkeit*, die notwendige Versorgung zu gewährleisten. Im Gegensatz dazu sahen sich Töchter und Söhne durch ihren Beruf und andere familiäre Verpflichtungen in der Regel zusätzlichen zeitlichen und kräftemäßigen Anforderungen gegenüber.

2.3 Wie verändern sich die Erfahrungen von Angehörigen im Laufe der Zeit?

Angehörige beschrieben, wie sich ihre Erfahrungen mit dem Aufenthalt des Menschen mit Demenz in der Pflegeeinrichtung mit der Zeit veränderten. Anhand dieser Informationen wurde ein «Zeitmodell» entwickelt, welches diese sich im Laufe der Zeit verändernden Erfahrungen widerspiegelt. Es umfasst vier ineinander greifende Zeitphasen:

- Umbruchzeit
- Lernen Vertrauen zu fassen
- auf Erfahrung aufbauen
- langfristig mit der Situation leben.

Dieses auf persönlichen Erzählungen von Angehörigen basierende Modell ist hilfreich, um die spezifischen Anforderungen an die weitere Betreuung des Menschen mit Demenz zu ermitteln, um Kontinuitäten und Brüche zu erkennen und um die Art des veränderten Unterstützungsbedarfs von Angehörigen zu verstehen. Es hilft auch, den intensiven und offenen Charakter von Betreuung zu erfassen.

2.3.1 Umbruchzeit

Die Erfahrungen in den ersten Wochen nach dem Umzug in die Pflegeeinrichtung waren in der Regel von Schuld- und Verlustempfinden geprägt. Angehörige haben ihre Schwierigkeiten in dieser Zeit in ergreifender Art und Weise geschildert:

> Ich war von meinen Schuldgefühlen zerfressen, von diesem furchtbaren, schrecklichen Empfinden, dass ich ihn im Stich gelassen hatte und dass wir darüber vielleicht nie hinweg kämen.

> Ich kann es nur so beschreiben, dass es so war, als fehlte ein Teil von mir, der einfach weg war und nicht mehr zurückkommen würde.

> Ich erinnere mich, dass ich am ersten Tag nach Hause kam, mich vor die Tür setzte und nur weinte und weinte. Ich konnte nicht aufhören. Ich wollte einfach nicht in das leere Haus gehen. Ich war am Boden zerstört und fühlte mich, als sei meine ganze Welt auf den Kopf gestellt worden.

Obwohl sie ihr Bestes getan hatten, fühlten sich Angehörige oft so, als hätten sie den anderen irgendwie im Stich gelassen. Einige Ehepartner waren beispielsweise fest davon überzeugt, sie hätten ihr Eheversprechen gebrochen. Das Gefühl von Versagen und Schuld schien bei denjenigen stärker zu sein, bei denen die Unterbringung in einer Pflegeeinrichtung zu Konflikten zwischen ihnen und dem von Demenz Betroffenen oder anderen Familienmitgliedern geführt hatte. In dieser Zeit können sich Menschen, die ihren Partner oder Elternteil betreut haben, sehr einsam und isoliert fühlen.

Anfangs wurde der Aufenthalt des anderen in der Pflegeeinrichtung eher negativ betrachtet, doch begann auch ein Prozess der Neudefinierung von Rollen und Verantwortlichkeiten sowie des Aufbaus von Beziehungen zu den Mitarbeitern der Einrichtung. Diese Anfangszeit war prägend für Angehörige und sie betonten, wie wichtig es für sie war, ihre Rolle und Verantwortung *in ihrer eigenen Art und Weise* definieren zu können und dafür einzutreten, dass nicht die Pflegeeinrichtung Hypothesen darüber anstellte. Bei diesem Prozess kann die Unterstützung eines Keyworkers (ehrenamtlich tätiger Vermittler) oder eine schriftlich formulierte Vereinbarung, in der die Rolle und Verantwortlichkeit von Angehörigen explizit aufgeführt wird, hilfreich sein. Verwirrung und Unsicherheit hinsichtlich der Zuständigkeit können in dieser frühen Phase dazu führen, dass bestimmte Aufgaben doppelt oder gar nicht ausgeführt werden.

> Ich fühle mich überflüssig, wenn ich sehe, dass die Pflegekräfte Dinge für meinen Mann tun, die ich so viele Jahre getan habe und ich frage mich, wo mein Platz bei all dem sein soll.

Anfangs hatten einige Angehörige kein Vertrauen in ihre Beziehung zu den Mitarbeitern und wollten ihnen ihre Ansichten oder Sorgen nicht mitteilen. Wie schon an anderer Stelle erwähnt, hatten sie Angst, dass das Personal ihre ständige Einmischung eventuell als Eingriff oder als Überbehütung empfinden könnte.

> Ich achte auf bestimmte Dinge, aber diskret. Man möchte ja nicht zu kritisch sein.

Diese Ängste unterstreichen, wie wichtig es ist, dass Mitarbeiter Angehörige in dieser Zeit *aktiv* nach ihrer Meinung befragen und ihren wichtigen Beitrag zu einer kontinuierlichen Betreuung des Menschen mit Demenz anerkennen:

> Sie empfinden mich als Bereicherung, weil ich ihnen Geschichten über ihre Vergangenheit erzählen kann, die vielleicht erklären, warum sie sich so verhält.

Das weiterhin bestehende Verantwortungsgefühl von Angehörigen drückte sich in dieser Anfangszeit meist in ihrem Bemühen aus, den Raum des anderen persönlich einzurichten und ihm – in unterschiedlichem Maße – Gesellschaft zu leisten. Es zeigte sich auch in ihren stillschweigenden Versuchen, die Versorgung und Pflege der Einrichtung zu beaufsichtigen:

> Ich wollte ihr ein Gefühl von Heimat geben und ihr dabei helfen, die neue Umgebung als ihr Zuhause anzunehmen.

Die Versuche von Angehörigen, in dieser Zeit mit den neuen Vereinbarungen zur Versorgung und Pflege des Menschen mit Demenz zurechtzukommen, konzentrierten sich darauf, den Tag so anzunehmen, wie er war und bestimmte Themen durchzusprechen:

> Die einzige Möglichkeit, mit der Situation zurechtzukommen bestand darin, die Dinge Schritt für Schritt anzugehen und jeden Tag so anzunehmen, wie er war und nicht zu weit im Voraus zu denken.

Sie bemerkten die fehlende emotionale Unterstützung durch gesetzliche und unabhängige Dienstleistungsorganisationen und beriefen sich sehr stark auf ihre Familie und Freunde, ihnen dabei zu helfen, mit ihrer Schuld zurechtzukommen:

> Meine Tochter war sehr gut, sie war für mich da und hörte zu.

Ihre Erfahrungen zeigen die primären Schwachpunkte gegenwärtiger Dienstleistungserbringung deutlich auf. So kann es zu diesem Zeitpunkt besonders für Angehörige, die selbst älter sind und Schwierigkeiten haben, problematisch werden, mit dem Rückzug von praktischer Hilfe durch ambulante Pflegedienste beispielsweise zurechtzukommen:

> Sie lassen dich fallen, einfach so … Einen Tag sind sie da, am nächsten sind sie weg. Sie kamen nicht, um zu schauen, ob sie etwas für mich tun könnten, was fürchterlich viel aussagt.

2.3.2 Lernen Vertrauen zu fassen

Die Hauptmerkmale dieser Phase waren die Aufgabe einiger alter und die Übernahme einiger neuer Verantwortungsbereiche. Angehörige konnten es nur schwer ertragen, bestimmte Versorgungsaspekte von anderen übernommen zu sehen – vor allem dann nicht, wenn ihr Vertrauen in die Kompetenz des Personals begrenzt war:

> Es machte mich fertig, andere Menschen Dinge für meine Mutter tun zu sehen, die ich gern selbst getan hätte, aber nicht tun konnte.

In dieser Phase versuchten Angehörige *zu lernen, anderen Menschen zu vertrauen*. Wie gut ihnen dies gelang, hing davon ab, wie sich ihre eigenen persönlichen Erfahrungen entwickelten. Ihre Aufgaben und Verantwortlichkeiten innerhalb der Pflegeeinrichtung auszuhandeln und deutlich zu machen half ihnen, einige ihrer anfänglichen Ängste abzubauen. Doch entstanden dadurch, dass Entscheidungen über Art und Ausmaß ihrer Einbindung in die Versorgung und das Wie ihrer Interaktion mit dem Pflegepersonal getroffen wurden, neue Sorgen und Bedenken. Dazu zählte die Anpassung an Standards, Maßnahmen und Regeln der Pflegeeinrichtung. Beispielsweise könnten Entscheidungen darüber, wie bestimmte Aufgaben (z. B. Hilfe beim Entkleiden, Unterstützung bei den Mahlzeiten) ausgeführt werden, problematisch sein, da einige Pflegeeinrichtungen die Einbindung von Angehörigen in die persönliche Versorgung der Bewohner nicht wollen. Einige Einrichtungen zeigten sich besorgt darüber, dass es zu Eingriffen in den gewohnten Tagesablauf der Mitarbeiter kommen könnte oder darüber, dass sich Angehörige selbst verletzen könnten, weil sie nicht die richtigen Hebe- oder Transfertechniken beherrschten:

> Die Mitarbeiter vermitteln einem ganz deutlich, dass sie die Fachleute sind und dass ich mich da raushalten soll. Das macht mich nur noch besorgter.
>
> Ich wollte sehen, ob ich ihm beim Essen helfen kann, weil sie Probleme hatten, ihn zum Essen zu bewegen und er Gewicht verlor. Mir wurde sehr schroff gesagt, dass ich auf gar keinen Fall zu den Mahlzeiten kommen sollte.

Die Beziehung zu ihrem demenzkranken Partner oder Elternteil aufrechtzuerhalten, war für alle Angehörigen sehr wichtig. Doch könnte die eingeschränkte Privatsphäre bei Besuchen in Pflegeeinrichtungen hierbei hinderlich sein und in dieser Phase als sehr starke Einschränkung empfunden werden:

> Es ist sehr schwierig, vor allem dann, wenn sie schwerhörig sind und du laut sprechen musst, um verstanden zu werden. Das ist alles sehr oberflächlich.
>
> Es gibt keinerlei Privatsphäre und das deprimiert mich.
>
> Sie nimmt es mir wirklich übel, dass ich sie dorthin gebracht habe. Man sieht es in ihren Augen und sie kann sehr ausfallend anderen gegenüber werden.

Alle 29 Angehörigen empfanden die fehlende Privatsphäre als belastend oder sehr belastend, wobei dieses Gefühl mit der Zeit zunahm. Alle berichteten darüber, dass sich ihre Beziehung zu dem anderen seit seines Umzugs in die Pflegeeinrichtung verschlechtert hatte – ein weiterer Aspekt, der über die Zeit hinweg als immer belastender empfunden wurde:

> Anfangs schien es so, als würde alles besser. Ich machte mich nicht mehr verrückt, um ständig für alle da zu sein und wir schienen besser miteinander auszukommen und mehr zu reden … Ich erinnere mich daran, dass wir uns einander näher fühlten als vorher, aber das ist jetzt weg. Es ist wirklich hoffnungslos.

Die Angehörigen entwickelten Bewältigungsstrategien, um sich selbst dabei zu helfen, mit der hochgradig emotionalen Besuchserfahrung umzugehen. Dazu zählte unter anderem die Konzentration auf die positiven Aspekte der Unterbringung wie beispielsweise darauf, dass der demenzkranke Mensch nun die spezielle Pflege erhielt, die er benötigte. Einige versicherten zudem vehement, dass ihr Besuch den von Demenz Betroffenen anrege, weil sie ihm beispielsweise alte Fotos oder persönliche Gegenstände zeigten. Diese Bemühungen waren für ältere Angehörige manchmal sehr anstrengend:

> Wir spielen Karten und ich halte sie über lokale Ereignisse und Neuigkeiten in der Familie auf dem Laufenden. Wir reden auch über die gute alte Zeit.

Diese Phase war geprägt von Reflexion über die eigene Zeit als pflegender Angehöriger. Hier wurde versucht, Bilanz zu ziehen und einen Sinn in dem zu finden, was passiert war. Die meisten berichteten über ein Gefühl von Entlastung von den praktischen Anforderungen ihrer Versorgungsrolle. Einige waren an diesem Punkt aber auch mit einer weiteren Herausforderung konfrontiert, nämlich mit ihrem eigenen, sich verschlechternden Gesundheitszustand. Früher, während ihrer langen und intensiven Rolle als pflegende Angehörige, hatten sie nur wenig Zeit und Energie, für sich selbst zu sorgen und auf ihre Gesundheit zu achten.

2.3.3 Auf Erfahrung aufbauen

Hatten Angehörige Erfahrungen mit der Situation in einer Pflegeeinrichtung gesammelt, konnten sie sich besser der Herausforderung stellen, ihren demenzkranken Partner oder Elternteil weiterhin zu unterstützen und geeignete Bewältigungsstrategien zu entwickeln. Die wesentlichen Einblicke, die Angehörige mit der Zeit in das Leben einer Pflegeeinrichtung bekommen hatten und die sie häufig als «Know-how» beschrieben, konnten ihnen dabei helfen, mehr Vertrauen zu fassen:

> Du weißt besser, wie die Dinge funktionieren, wie der Tagesablauf ist und was getan werden muss.
>
> Ich habe gelernt, was erforderlich ist und weiß jetzt besser, wie das Leben hier abläuft.

Dieses Vertrauen wiederum ermutigte Angehörige, ihr Wissen und ihre Kenntnisse mit den Mitarbeitern der Pflegeeinrichtung zu teilen. Dieser Austausch trug zur Gestaltung der Beziehungen zwischen ihnen und den Mitarbeitern bei und beeinflusste ihre Wahrnehmung, wie das Leben in einer Pflegeeinrichtung abläuft:

> Alle Entscheidungen treffen wir gemeinsam. Wir arbeiten als Team zusammen.

In dieser Phase hatten die meisten Angehörigen ihre Aufgaben und Verantwortungsbereiche mit den Mitarbeitern der Einrichtung ausgehandelt – wenngleich auch in verschiedenen Ausprägungsgraden. Sie waren nun eher in der Lage, die positiven Aspekte der Unterbringung zu erkennen, was auch entlastend sein konnte:

> Ich fühle mich jetzt glücklicher. Er isst besser und sieht gut aus. Er hat mehr Farbe.

Doch hatten Familienangehörige weiterhin Probleme, mit bestimmten belastenden Faktoren umzugehen, wobei hier insbesondere Schuldgefühle zu nennen sind.

2.3.4
Langfristig mit der Situation leben

Familienangehörige waren weiterhin sehr besorgt um das Befinden ihres Ehepartners oder Elternteils – ein Zeichen dafür, dass sie ihre Verantwortungs- und Fürsorgerolle auch nach der Unterbringung des anderen in einer Pflegeeinrichtung nicht ablegten:

> Ich wache mitten in der Nacht auf und frage mich, ob sie wohl schläft und ob es ihr gut geht. Ich kann diese Gedanken nicht abschalten und ich will das auch nicht …

Das Empfinden von Schuld bleibt das herausragende Gefühl, unter dem Angehörige am meisten leiden:

> Es nagt an mir und geht niemals weg.

Alle 29 Angehörigen, die nach zehn Monaten zum zweiten Mal befragt worden waren, berichteten darüber, dass sie ihr Schuldgefühl als sehr quälend empfanden. Gerade in der Anfangsphase belastete es sie am meisten, doch ließ es auch später nicht nach:

> Ich fühlte mich anfangs sehr schuldig, sie da zu lassen ... Mit der Zeit ist es immer schlimmer geworden. Es ist, als käme ich aus dieser Abwärtsspirale von Schuld und Selbstanschuldigung nicht mehr heraus.

> Ich fühle mich jetzt noch schuldiger als an dem Tag, als sie hier einzog ... Ich habe mehr Zeit darüber nachzudenken und habe ein furchtbar schlechtes Gewissen wegen dem, was passiert ist.

Über diese Gefühle von Schuld und weiterhin bestehender Verantwortlichkeit berichteten alle Angehörigen, obwohl sie es in dieser (vierten) Phase in der Regel einfacher fanden, anderen Menschen bei der Verrichtung praktischer und persönlicher Versorgungstätigkeiten zuzusehen. Obwohl sie manchmal Vorbehalte gegenüber den Mitarbeitern äußerten, die ihrer Meinung nach ständig mit den fachlichen und körperlichen Aspekten von Pflege beschäftigt waren, so vertrauten sie im Allgemeinen doch in die Qualität der Versorgung, was ihnen wiederum dabei half, verbliebene Ängste zu überwinden, die im Zusammenhang mit der Übernahme der Pflege ihrer Angehörigen durch andere standen:

> Ich gebe zu, es war hart sie dabei zu beobachten, wie sie Dinge für sie taten, die ich normalerweise getan hatte. Manchmal war ich wahrscheinlich überkritisch, was aber bloß darauf beruhte, dass ich frustriert war. Das kann ich heute erkennen ... Jetzt habe ich mich mehr daran gewöhnt und, obwohl das nicht leicht ist, es berührt mich nicht mehr so sehr.

Wenn Ehepartner diese Phase einmal erreicht hatten, schien sich ihre Hoffnung und ihr Streben, was die eigene Zukunft anbelangte, auf die Bedürfnisse des Menschen mit Demenz und ihre eigene Rolle hinsichtlich der Erfüllung dieser Bedürfnisse zu konzentrieren:

> Meine Hoffnung ist, dass er so bleibt wie jetzt und dass es ihm nicht schlechter geht.

> Ich möchte ihn weiterhin unterstützen können. Ich will, dass er weiß, dass ich für ihn da bin.

> Ich für meinen Teil wünsche mir bloß, dass ich ihn weiterhin besuchen und meinen geringen Beitrag leisten kann.

Ehepartner organisierten ihr eigenes Leben weiterhin um die Bedürfnisse des anderen und richteten sich in ihren Aktivitäten nach dem Tagesablauf der Pflegeeinrichtung. Die meisten kamen täglich zu Besuch.

Im Gegensatz dazu begannen Töchter und Söhne, die vorher in die Versorgung des Elternteils einbezogen waren, ihre Zukunft zu planen und weiterzukommen. Diese Zeit war entscheidend für den weiteren Verlauf ihres Lebens und sie betonten bei der Beschreibung ihrer Zukunftspläne, wie wichtig es für sie war, offen für neue Möglichkeiten zu sein. Sie wünschten sich:

- mehr Zeit für den Partner und die Kinder
- mehr Zeit zur persönlichen Entspannung
- wieder zu arbeiten oder dem beruflichen Werdegang mehr Zeit zu widmen.

Die meisten unternahmen aktive Schritte dahingegen, weiterzukommen und ihr Leben zu verändern. Doch beschrieben Töchter und Söhne auch ihre Zwiespältigkeit und ihre Rollenanforderungen, die dieser Weiterentwicklung entgegenstehen:

> Man kann nicht einfach einen Strich darunter ziehen … Ich musste mein Leben neu gestalten, sicherlich, und ich musste zurück in den Beruf. Gleichzeitig aber ist Mama immer noch da und ich werde immer für sie verantwortlich sein.

Bei Ehepartnern sah die Situation anders aus. Ihr innerer Konflikt und ihre Zwiespältigkeit behinderte jeglichen auch nur geringen Versuch, sich mit neuen oder anderen Dingen zu beschäftigen. Einige fanden einen Sinn darin, sich stark an der Versorgung und Betreuung ihres Partners zu beteiligen.

2.4 Unterschiede in den Erfahrungen von Angehörigen

Die Erfahrungen, die Angehörige mit der weiteren Versorgung und Betreuung des nun in einer Pflegeeinrichtung lebenden Menschen mit Demenz machen, können komplex und sehr verschieden sein. Bei ihrer Befragung zeigte sich, dass dabei gerade in der frühen Phase – also direkt nach der Unterbringung – einige Faktoren eine wichtige Rolle spielten. Ein Schlüsselfaktor war dabei die *eigene Gesundheit*. Für einige Angehörige rückten eigene gesundheitliche Probleme, denen sie vorher nur wenig Beachtung geschenkt hatten, in den Vordergrund. Eventuell suchten sie medizinische Hilfe und ließen sich untersuchen, weil sie ernsthafte Symptome hatten. Die eigenen Gesundheitsprobleme erzwangen körperliche und zeitliche Einschränkungen bei ihrer Mitwirkung an der Betreuung des Menschen mit Demenz:

> Man konzentriert sich so sehr auf die eine Person, dass man andere Dinge, die vor den eigenen Augen passieren, ausblendet. Ich wusste tief in mir, dass etwas nicht in Ordnung war, aber ich hatte nicht die Zeit oder Energie, etwas dafür zu tun. Erst nachdem meine Mutter ins Pflegeheim kam, ging ich zur Ärztin, die mich sofort an einen Spezialisten überwies.

Zudem war die *Beziehung* wichtig, die Angehörige *zu dem demenzkranken Menschen* hatten. Ehepartner erlebten den Umzug des anderen in die Pflegeeinrichtung als erheblich belastend, was zum Teil an ihrer eigenen Lebensphase und an der begrenzten Anzahl verfügbarer Aufgaben für ältere Menschen liegt. Im Gegensatz dazu standen die Erfahrungen von Töchtern und Söhnen, die an der Betreuung ihres Elternteils beteiligt gewesen waren, im Kontext mit ihren vielfältigen Aufgaben, wozu Beruf und Verpflichtungen gegenüber den eigenen Partnern und Kindern zählten. Diese vielfältigen Rollenverpflichtungen wiederum hatten einen Einfluss auf das, was von ihnen erwartet wurde. In dieser Studie herrschte bei den Angehörigen ein allgemeiner Konsens darüber, dass von Töchtern und Söhnen hinsichtlich Besuchen und Mitwirkung weniger erwartet wurde.

Ein weiterer entscheidender Faktor für die Erfahrungen von Angehörigen war auch ihre *Beziehung zu den Mitarbeitern der Pflegeeinrichtung*. Überhaupt spielen Beziehungen im Lebensalltag einer Pflegeeinrichtung eine zentrale Rolle, da sie das Umfeld prägen, in dem Menschen leben, arbeiten oder Besuche machen. Die Mitarbeiter einer Pflegeeinrichtung können für Angehörige wichtig sein und ihnen dabei helfen, sich an die neuen Vereinbarungen zur Versorgung des Menschen mit Demenz zu gewöhnen und mit ihren Gefühlen von Schuld und Verlust umzugehen. In dieser Studie waren die Beziehungen zwischen Angehörigen und Mitarbeitern sehr unterschiedlich. Positive Beziehungen beruhten in der Regel auf gegenseitigem Respekt vor der Rolle des anderen, vor seinen Verantwortungsbereichen und Kenntnissen sowie auf regelmäßig stattfindenden Gesprächen, auf Rücksprache und auf der Wahrnehmung des Angehörigen als Persönlichkeit:

> Sehr einvernehmlich. Wir verstehen uns alle gut. Es ist, als wenn man zu Freunden kommt. Sie wollen immer wissen, wie ich zurechtkomme.

Eine starke Bedeutung hatte auch, inwieweit die Mitwirkung von Angehörigen an der kontinuierlichen Versorgung des Menschen mit Demenz akzeptiert wurde. Häufig bezeichnen Pflegeeinrichtungen ihre Beziehung zu Angehörigen als *Partnerschaft*, bei der diese in den Pflegeprozess einbezogen werden. Im Gegensatz dazu waren problematische Beziehungen von Uneindeutigkeit bezüglich der einzelnen Aufgaben, Verantwortungsbereiche und von schlechten Kommunikationsformen gekennzeichnet:

> Anfangs sagte man mir, dass ich mich zu sehr einmische. Es gibt immer noch Auseinandersetzungen darüber.
>
> Sie machen etwas und ich bin völlig durcheinander. Dann denke ich, wie schön es wäre, wenn sie mich gefragt hätten.

Die Erfahrungen, die Angehörige nach dem Umzug des anderen in eine Pflegeeinrichtung machten, wurden auch davon beeinflusst, welche *Bewältigungsstrategien* sie entwickelten, wobei «Bewältigungsstrategie» das Verhalten, die Methoden und Sichtweisen umfasst, derer sich Familienangehörige in ihrem Bemühen bedienen, mit der Belastung der Unterbringung ihres Partners oder Elternteils in einer Pflegeeinrichtung fertig zu werden. Zu den wichtigsten Bewältigungsstrategien zählten:

- Gespräche mit der Familie und mit Freunden
- das Schöpfen aus einem starken Glauben
- die Konzentration auf Aufgaben und Verantwortungsbereiche in der Pflegeeinrichtung
- Umdeutung (Reframing) in eine positive Betrachtungsweise.

Bei der Umdeutung in eine positive Betrachtungsweise neigten die Angehörigen dazu, den Schwerpunkt auf praktische und logistische Probleme zu lenken, denen sie während der häuslichen Versorgung des Menschen mit Demenz gegenüber standen, und auf ihr Gefühl von Erleichterung darüber, dass sie nun einigen dieser Anforderungen enthoben waren.

Ein weiterer wichtiger Faktor, der die Anfangserfahrungen von Angehörigen beeinflusste, waren die *Begleitumstände der Unterbringung* in einer Pflegeeinrichtung. Dabei spielte eine Rolle, wer die Unterbringung angeregt hatte, in welcher Zeit die Entscheidung dazu getroffen wurde und ob die Verlegung geplant oder durch eine Krise ausgelöst worden war. Ging der *initiale* Impuls von einem professionellen Mitarbeiter im Gesundheits- oder Sozialbereich aus, war es für die Familie oft leichter, die Entscheidung dazu zu akzeptieren. War ein solcher Vorschlag einmal gemacht worden, wollten die meisten Angehörigen in den Entscheidungsprozess und in die Wahl einer bestimmten Einrichtung einbezogen werden. Wie lange ein solcher Entscheidungsprozess dauerte, hing davon ab, ob genügend Zeit zur Verfügung stand oder ob es sich um eine Krisensituation handelte, wobei krisenbedingte und schnell getroffene Entscheidungen problematischer zu akzeptieren waren.

2.5
Fazit

In diesem Kapitel haben wir die Erfahrungen von Familienangehörigen während des ersten Jahres nach Unterbringung ihres demenzkranken Partners oder Elternteils in einer Pflegeeinrichtung betrachtet. Die Ergebnisse stimmen mit denen der in Kapitel 1 aufgeführten Forschungsliteratur überein und machen zudem einige wichtige Aspekte deutlicher. Angehörige fühlen sich auch nach dem Umzug des Menschen mit Demenz in eine Pflegeeinrichtung sehr stark verantwortlich und möchten in das Leben des ihnen nahe stehenden Menschen eingebunden werden. Obwohl sie sich in vielen Bereichen eingewöhnen und anpassen, bleiben Schuldgefühle ein zentrales Merkmal. Die Beziehungen von Angehörigen sowohl zu dem Menschen mit Demenz als auch zu den Mitarbeitern der Pflegeeinrichtung sind von zentraler Bedeutung, will man die Erfahrungen verstehen, die Angehörige in einer solchen Situation machen. Schließlich sollten Komplexität und Verschiedenartigkeit der Erfahrungen erkannt und berücksichtigt werden, will man Familien in einer derartigen Situation unterstützen.

2.6
Die wichtigsten Punkte

- Ein herausragendes Merkmal der Erfahrung von Angehörigen nach dem Umzug des Menschen mit Demenz in eine Pflegeeinrichtung sind bleibende Schuldgefühle.
- Die Umstände, wie die Entscheidung zu einer Unterbringung in einer Pflegeeinrichtung getroffen wurde, haben eine entscheidende Bedeutung für die Bewältigung der Situation. Es ist schwieriger, eine krisenbedingte Entscheidung zu akzeptieren.
- Familienangehörige wollen häufig weiterhin in das Leben des anderen einbezogen werden. Diejenigen, die sich an der stetigen Versorgung ihres Angehörigen beteiligen möchten, sollten in ihren Bemühungen unterstützt werden.
- Die Aufgaben und Verantwortlichkeiten von Angehörigen und Mitarbeitern sollten schon in der Anfangsphase explizit definiert werden.
- Zu den weitergeführten Aufgaben von Angehörigen zählt die Funktion als Fürsprecher für den anderen und als desjenigen, der Entscheidungen trifft sowie die Würde und Individualität des Menschen mit Demenz schützt.

- Zu den neuen Aufgaben von Angehörigen zählen die Beaufsichtigung und individuelle Gestaltung der Versorgung und Betreuung sowie die Bereitschaft, den Mitarbeitern der Einrichtung ihre Kenntnisse und Erfahrungen im Umgang mit dem demenzkranken Menschen mitzuteilen.
- Pflegeeinrichtungen sollten Familienangehörige als Partner im Pflegeprozess ansehen. Mitarbeiter sollten bereit sein, von den einzigartigen Kenntnissen der Angehörigen zu profitieren.
- Die Bereitschaft der Mitarbeiter, Angehörigen emotionale Unterstützung zu bieten – zugeschnitten auf ihre individuellen Bedürfnisse – ist für die weitere Entwicklung der Situation entscheidend. Nur so können Angehörige reflektieren, wie sie die Veränderungen in ihrem Leben bewältigen; sie lernen, ihre eigenen Leistungen bei der Betreuung des anderen anzuerkennen und können beginnen, die eigene Zukunft zu gestalten.
- Die eigene Gesundheit hat einen großen Einfluss darauf, wie Familienangehörige den Aufenthalt des anderen in der Pflegeeinrichtung erleben.
- Die Erfahrungen und Bedürfnisse von Ehepartnern unterscheiden sich häufig von denen der Kinder von demenzkranken Menschen, insbesondere hinsichtlich der eigenen Weiterentwicklung und Gestaltung von anderen Lebensbereichen.
- Die Qualität der Beziehungen sowohl zu dem Menschen mit Demenz als auch zu den Mitarbeitern der Einrichtung hat einen maßgeblichen Einfluss auf die Erfahrungen von Familienangehörigen.

3 Die Einbindung der Familie: Sichtweisen von Mitarbeitern und Angehörigen – Eine europäische Studie

In diesem Kapitel werden die Ergebnisse eines in vier europäischen Ländern durchgeführten Projekts vorgestellt und die Sichtweisen von Angehörigen und Mitarbeitern in Pflegeeinrichtungen sowie ihre Wahrnehmung der jeweils anderen Seite beschrieben. Des Weiteren wird aufgezeigt, inwieweit das Leitbild der Einrichtung einen Einfluss darauf hat, wie Familien in die Versorgung des Angehörigen einbezogen werden und welche Bedeutung eine derartige Einbindung für sie hat.

Beide Seiten – Angehörige und Mitarbeiter der Einrichtung – können sich sowohl negativ als auch positiv wahrnehmen. In diesem Kapitel gehen wir zum einen darauf ein, welche Kriterien für die Qualität der Versorgung und die Beziehung zu den Mitarbeitern für Familien wichtig sind und zum anderen, wie bedeutend auch für das Personal eine positive Beziehung zu den Familien ist, um Informationen über den Bewohner zu erhalten und häufige Besuche zu gewährleisten. Zudem betonen Mitarbeiter die Relevanz von Wertschätzung und Unterstützung ihrer Kollegen. Des Weiteren werden in diesem Kapitel die gemeinsamen Anliegen von Mitarbeitern und Angehörigen herausgestellt, wozu die folgenden drei Aspekte zählen:

- Es ist notwendig, Demenz zu verstehen.
- Es ist wichtig, die Persönlichkeit eines jeden Menschen mit Demenz zu kennen.
- Es ist entscheidend, Menschen mit Demenz zu aktivieren.

3.1 Einführung

Diese zweite, größer angelegte Forschungsstudie, auf der dieses Buch basiert, betrachtet die Beziehungen zwischen Pflegeeinrichtungen und Angehörigen von demenzkranken Menschen in vier europäischen Ländern. Die in Schweden, Spanien, Irland und Großbritannien durchgeführten Untersuchungen zielten darauf, die Sichtweisen von Mitarbeitern in Pflegeeinrichtungen mit denen von Angehörigen demenzkranker Bewohner zu vergleichen. Lag der Schwerpunkt der in Kapitel 2 besprochenen Studie auf dem Wechsel von häuslicher zu institutioneller Versorgung, ermöglicht diese Studie einen ergänzenden Einblick in die Beziehungen zwischen Pflegeeinrichtungen und Angehörigen, indem sie die Wahrnehmungen der beiden direkt beteiligten Seiten untersucht. Einzelheiten zur Methodik der Studie sowie zu den Gemeinsamkeiten bzw. Unterschieden des Kontextes, in dem Pflegeeinrichtungen in den vier genannten Ländern stehen, werden in Anhang 1 näher erörtert.

Eine fundamentale Schwierigkeit scheint zu sein, dass Pflegeeinrichtungen als *Ersatz* für die familiäre Versorgung angesehen werden. Die Unterbringung in einer solchen Institution findet dann statt, wenn die Versorgung durch die Familie nicht möglich ist oder wenn sie zusammenbricht. Einrichtungen, die mit Familien in einer partnerschaftlichen Beziehung zusammenarbeiten – statt als Ersatz für sie zu fungieren – scheinen in diesen vier Ländern eher die Ausnahme als die Regel zu sein.

Obwohl sich die Methodik in jedem Land an den lokalen Bedingungen orientierte, gab es Themenbereiche, die trotz lokaler Unterschiede gemeinsam betrachtet und deren Ergebnisse zusammengeführt werden konnten. Diese übergeordneten Themenbereiche werden in **Tabelle 3-1** aufgeführt und beziehen sich darauf, wie Angehörige und Mitarbeiter von Pflegeeinrichtungen ihre Rolle erleben, welche Sichtweisen sie vertreten und welche unterschiedlichen und gemeinsamen Anliegen sie haben.

Tabelle 3.1: Themenbereiche

Rollen von Angehörigen und Mitarbeitern innerhalb der Pflegeeinrichtung	
Wie nehmen Angehörige die Mitarbeiter wahr?	Wie nehmen Mitarbeiter die Angehörigen wahr?
Was ist für Angehörige wichtig?	Was ist für Mitarbeiter wichtig?
Gemeinsame Anliegen	

3.2 Die Rolle der Familie und der Mitarbeiter innerhalb der Pflegeeinrichtung

In diesem Kapitel beschreiben wir, welche Rollen von Angehörigen und Mitarbeitern übernommen werden und wie sich diese voneinander abgrenzen. Beide setzen wir in Beziehung zur unterschiedlichen Philosophie (Leitbild) von Pflegeeinrichtungen und zur Bedeutung, die Integration und Besuche für Angehörige haben.

3.2.1 Die Philosophie der Einrichtung

In jedem der vier beteiligten Länder wurde festgestellt, dass die Haltung der Pflegeeinrichtungen gegenüber der Integration von Angehörigen sehr unterschiedlich war. Beispielsweise ermutigten in Großbritannien einige Institutionen Angehörige aktiv zur Mitwirkung und hatten eine offene Besuchsregelung. Andere hingegen setzten bestimmte Grenzen (z.B. offene Besuchszeiten, aber nicht zu den Mahlzeiten) oder lehnten eine engere Einbindung der Familie ab – sie informierten Angehörige beispielsweise darüber, dass sie den Bewohner höchstens einmal wöchentlich besuchen sollten. In einigen Einrichtungen in Spanien gab es eindeutige Barrieren, was die Mitwirkung von Angehörigen betraf. So waren beispielsweise die Bereiche, zu denen Angehörige Zutritt hatten, begrenzt. Manchmal gab es auch Einschränkungen bei den Besuchszeiten und Aktivitäten, wobei Freizeitaktivitäten in Gruppen den Schwerpunkt einiger Häuser bildeten. In einigen schwedischen Pflegeeinrichtungen war zwar die Mitwirkung von Angehörigen bei der sozialen Betreuung willkommen, die praktische Versorgung wurde jedoch kritischer betrachtet:

> Es wäre schwierig, wenn Angehörige zu unseren Kollegen würden.
>
> Die Mitarbeiter kennen den Tagesablauf und sind gewohnt, auf bestimmte Art und Weise zu arbeiten.

Einige schwedische Einrichtungen schienen eindeutig zu wissen, was sie von den Angehörigen erwarteten. Beispielsweise ging man davon aus, dass Familien – und dies vorzugsweise vor Einzug des Bewohners – alle notwendigen Einrichtungsgegenstände außer Bett und Matratze zur Verfügung stellten. Die Mitarbeiter meinten, Angehörige müssten manchmal davon überzeugt werden, dass dies positiv für den Bewohner ist:

Einige Familien sind beunruhigt, wenn ihr Angehöriger sein eigenes Mobiliar mitbringt. Sie denken, dass es ihn noch ängstlicher macht, wenn er zwar sein Eigentum, nicht aber die Umgebung erkennt.

Zudem wurde als wichtig erachtet, dass die Familie Geld zur Verfügung stellt, damit das eingekauft werden kann, was der Bewohner benötigt. Die Mitarbeiter betrachteten es als Aufgabe der Angehörigen, ihnen Informationen zu geben, Einkäufe zu tätigen und Hilfe zu leisten, wenn der Bewohner Arzt- oder Zahnarzttermine etc. wahrnehmen muss.

In Spanien schien man von Angehörigen zu erwarten, dass sie die veränderte Situation akzeptierten und die Zuständigkeit des Pflegepersonals für die Versorgung des Menschen mit Demenz anerkannten. Von anderen Häusern wieder wurde berichtet, dass Angehörige bei der Speisung des Bewohners, bei der Haarpflege, Maniküre etc. helfen und generell während der angegebenen Besuchszeiten mit ihm zusammen sein konnten.

In Großbritannien betrachteten einige Pflegekräfte die Kommunikation und Interaktion mit den Familien als festen Bestandteil ihrer Arbeit. Andere meinten, die Körperpflege der Bewohner sei ihre Aufgabe und sollte von Angehörigen *nicht* übernommen werden. Die Mitarbeiter sagten aus, dass sie aufgefordert würden weiterzuarbeiten und andere Aufgaben auszuführen, wenn jemand sie beim Gespräch mit Bewohnern oder Angehörigen sehen würde. Sie äußerten die Befürchtung, dass dann Pflegepersonal gekürzt würde. In solchen Einrichtungen fand die Kommunikation zwischen Familien und Pflegeeinrichtung über die Leitung des Hauses statt, wobei das Pflegepersonal weitgehend umgangen wurde.

Die meisten Angehörigen in Großbritannien berichteten, sie seien zu regelmäßigen Besuchen, zur persönlichen Gestaltung des Zimmers (z. B. Fotos und eigene Einrichtungsgegenstände) und zu Gesprächen mit den Mitarbeitern über die Versorgung des Menschen mit Demenz ermutigt worden. Eine beachtliche Minderheit der Befragten jedoch hatte das Empfinden, gar *nicht* dazu ermutigt worden zu sein, sich an der Versorgung des Bewohners und an Freizeitaktivitäten innerhalb der Einrichtung zu beteiligen oder mit Angehörigen anderer Bewohner zu sprechen.

In Irland erwartete das Personal, dass Familien sich am Einzug des demenzkranken Menschen in die Einrichtung beteiligten und danach bei der Versorgung der Wäsche sowie bei der Bestimmung eines Fürsprechers halfen.

3.2.2 Was bedeuten Mitwirkung und Besuche für Angehörige?

Die Erfahrung von Distanz und das Gefühl von Verlorenheit spiegelten sich darin wider, dass sich einige Angehörige unsicher waren, ob sie an der Eingangstür der Pflegeeinrichtung klingeln sollten oder ob sie während der Mahlzeiten bleiben durften. Einige sprachen von fehlender Privatsphäre oder davon, dass nicht genügend Platz – beispielsweise ein warmer, freundlicher Besuchsraum – zur Verfügung stand, was eine weitere Barriere darstellte. Allgemein waren sie sich unsicher bezüglich ihrer Rolle, die sie innerhalb der Einrichtung einnehmen konnten. Obwohl sie Tochter, Sohn oder Ehepartner des Bewohners oder der Bewohnerin waren, empfanden sie ihren Status als den eines Besuchers und nicht als eines Menschen, der sich «zu Hause» fühlt, und sie wussten nicht, was ihnen gestattet war und was nicht.

Familienangehörige nannten eine Reihe positiver und negativer Gründe für Besuche und ihre Mitwirkung in der Pflegeeinrichtung. Positive Gründe waren, bei dem ihnen nahe stehenden Menschen sein und sich als Teil seines Lebens fühlen zu wollen, sowie helfen und allgemein zum Leben in der Einrichtung beitragen zu wollen. Als eher negative Motive wurden Schuldgefühle genannt, von denen sich einige getrieben fühlten, oder der Wunsch zu zeigen, dass sie den demenzkranken Menschen nicht abgeschoben hatten. Einige nutzten ihren Besuch, um die Versorgung zu kontrollieren oder halfen mit, weil sie Angst hatten, der Angehörige könnte vernachlässigt werden (z. B. zu den Mahlzeiten). Manche nahmen die Wäsche zum Waschen mit nach Hause, weil sie nicht wollten, dass sie von der Wäscherei der Einrichtung «ruiniert» wurde und weil sie sicherstellen wollten, dass der Bewohner seine eigene Kleidung erhält.

3.3 Wie nehmen Angehörige die Mitarbeiter in der Pflege wahr?

Im Allgemeinen erkannten Familienangehörige an, wie schwer die Arbeit von Mitarbeitern in Pflegeeinrichtungen ist. Ihnen war bewusst, welchem Zeitdruck das Personal ausgesetzt ist und welche Schwierigkeiten durch Personalkürzungen entstehen können. Sie nahmen wahr, dass Pflegekräfte mit physischen und verbalen Attacken sowie mit schwierigem Verhalten umgehen müssen und dass die Bezahlung für diese Arbeit oft schlecht ist. Insgesamt waren die Eindrücke von Angehörigen sowohl positiv als auch negativ.

3.3.1 Positive Eindrücke

Viele Angehörige wussten, wie schwierig die Betreuung und Pflege von demenzkranken Menschen ist und wie sehr sich das Pflegepersonal bemühte. In Schweden kommentierte die Ehefrau eines Bewohners:

> Die Mädchen sind so nett.

Sie schätzte es, dass sie kontinuierlich über ihren Ehemann und über das, was in der Abteilung geschah, informiert wurde. In Großbritannien verwendeten Angehörige zur Beschreibung der Eigenschaften von Pflegekräften häufig Adjektive wie «fürsorglich», «offen», «tolerant» und «hilfsbereit». Drei Viertel der befragten Angehörigen in Großbritannien berichteten über gute Beziehungen zum Personal und darüber, sich bei Besuchen wohlzufühlen und Anliegen mit den Mitarbeitern besprechen zu können.

3.3.2 Negative Eindrücke

Trotz der vielen positiven Eindrücke äußerten sich Angehörige auch negativ zu einigen Aspekten der Personalbesetzung und berichteten, dass ihre Beziehungen zu bestimmten Mitarbeitern nicht gut waren. In Irland berichteten Familien über Ängste und das Gefühl, «keine Kontrolle darüber zu haben», wie ihre Angehörigen in der Nacht und am frühen Morgen betreut wurden. Sie wussten, wie wenig Personal nachts zur Verfügung stand und konnten sich nicht vorstellen, wie die Mitarbeiter die Situation bewältigen sollten. Sie berichteten, dass sie über Monate hinweg nie zweimal denselben Mitarbeiter gesehen hätten. Weil sie das Personal als überlastet empfanden, erwarteten sie längere Wartezeiten, bis auf eine Anfrage oder Bitte reagiert wurde.

Auch in Spanien waren Angehörige der Meinung, dass die Mitarbeiter ihnen nicht genügend Zeit widmeten, um auf ihre Anliegen und Sorgen einzugehen oder um ihnen Fragen über den Zustand des Bewohners zu beantworten. Ebenso die Situation in Schweden. Auch hier wurde mangelnde Zeit als ein Problem angesehen und herrschte das Gefühl vor, das Personal hätte nie Zeit:

> Sie fragen dich, wie es dir geht und warten noch nicht einmal die Antwort ab.

Angehörige empfanden sich selbst als vom guten Willen des Personals abhängig, weshalb sie ihre Unzufriedenheit oder ihren Unmut nicht zeigten und sich lieber ruhig verhielten, als sich zu beklagen oder eine Meinung zu äußern. Viele fühlten sich machtlos und waren der Meinung, dass der demenzkranke Mensch vernachlässigt würde, sagten aber nichts. Zudem dachten viele, ihr Partner oder Elternteil würde manchmal in einer entwürdigenden oder unethischen Weise behandelt – beispielsweise schilderte eine Angehörige, Zeugin gewesen zu sein, als sich eine Pflegekraft aufbrausend einem Bewohner gegenüber verhielt.

Angehörige berichteten, sowohl bei Entscheidungen als auch bei Aktivitäten und Programmen übergangen zu werden. Auch fühlten sie sich manchmal ausgeschlossen, wenn Mitarbeiter fachsprachliche Begriffe verwendeten. In Großbritannien hatte ein Viertel der Befragten den Eindruck, dass die Mitarbeiter nichts über ihre Erfahrungen mit der Betreuung des Menschen mit Demenz wissen wollten. Einige sagten sogar aus, die Mitarbeiter wünschten keine Informationen über das Leben, die Vorlieben und Abneigungen des Bewohners. Verschiedene Pflegekräfte wurden als unerfahren und unausgebildet empfunden. Sie wussten offensichtlich nicht, wie sie mit Demenz umgehen sollten. Angehörige hatten den Eindruck, dass einige Pflegekräfte Aufforderung benötigten und nicht automatisch die erforderliche Versorgung leisteten. Außerdem wurde berichtet, das Personal reagiere negativ auf Kritik, nehme eine Verteidigungshaltung ein und schöbe den Angehörigen die Schuld zu.

3.4 Wie nehmen Mitarbeiter in der Pflege Angehörige wahr?

In der Regel wussten Mitarbeiter in Pflegeeinrichtungen von den Schwierigkeiten der Familien und insbesondere von der emotionalen Krise und den begleitenden Gefühlen von Schuld und Trauer, die häufig mit der Unterbringung eines demenzkranken Menschen in einer Pflegeeinrichtung verbunden sind.

Mitarbeiter in Schweden berichteten, dass Kontakte mit Angehörigen viel Zeit in Anspruch nahmen, weil sie viele Fragen und ein starkes Gesprächsbedürfnis hatten. Sie hatten für das «schlechte Gewissen» der Familie Verständnis und empfanden ihre Situation sowohl psychisch als auch physisch schwierig:

> Angehörige fühlen sich so machtlos und sie können nichts tun. Stellen Sie sich vor, Sie kommen zu Besuch und Ihre Mutter fragt Sie, wer Sie sind.

Die Mitarbeiter berichteten über ihr Empfinden, dass einige Angehörige Probleme haben, ihren Elternteil oder Partner loszulassen. Ihr Wunsch, sich an der Pflege zu beteiligen, resultierte ihrer Meinung nach aus diesem Problem.

Pflegekräfte in Großbritannien empfanden bestimmte Situationen als besonders schwierig. Dazu zählten jene, in denen der Bewohner den Angehörigen nicht mehr erkennt oder denkt, er wäre jemand anderes; wenn er nicht sprechen kann oder sich problematisch verhält. Mitarbeiter verstanden auch, wenn Angehörige andere Verpflichtungen gegenüber der Familie oder dem Beruf hatten, oder wenn sie weit weg wohnten und regelmäßiger Kontakt deshalb schwieriger war.

In Abschnitt 3.3 wurde deutlich, dass Familien sowohl positive als auch negative Eindrücke von Mitarbeitern in Pflegeeinrichtungen haben. Im Folgenden sehen wir, dass dies auch umgekehrt der Fall ist.

3.4.1 Positive Eindrücke

Professionelle Pflegekräfte in Spanien hatten generell den Eindruck, dass Angehörige positiv darauf reagierten, wenn sie in das Leben der Pflegeeinrichtung eingebunden wurden. Ähnlich war die Situation in Schweden, wo Mitarbeiter über einen im Allgemeinen guten Kontakt berichteten, weil es ihrer Meinung nach nur wenig gab, worüber sich Angehörige beklagen konnten. Die Familie wurde als sehr bedeutsam für den Menschen mit Demenz empfunden. In Großbritannien wurden Angehörige sowohl für die Mitarbeiter als auch für den Menschen mit Demenz als wichtig erachtet. Manchmal konnten Pflegekräfte ihre Wertschätzung zeigen und begrüßten Unterstützung beim Speisen oder Abwaschen sowie bei Aktivitäten und Gesprächen mit anderen Bewohnern – insbesondere mit denjenigen, die selbst keinen Besuch bekamen. Angehörige wurden als wichtige Informationsquelle betrachtet. Sie lieferten bedeutende Hintergrundinformationen, damit das Personal die Versorgung individuell gestalten und das Verhalten des Menschen mit Demenz verstehen kann.

3.4.2 Negative Eindrücke

Mitarbeiter in Pflegeeinrichtungen beschrieben auch eine Reihe negativer Eindrücke, die sie von Familienangehörigen hatten. Einige wurden sogar als zusätzliche Last empfunden, da sie den Tagesablauf störten – beispielsweise zu den Mahlzeiten, wenn Besuche als nachteilig für andere Bewohner betrachtet wurden. Manchmal hatten Mitarbeiter das Gefühl, sie hätten beim Besuch bestimmter Angehöriger anstelle eines zu Betreuenden gleich zwei, um die sie sich kümmern müssen. Einige wurden als überkritisch empfunden. Sie fanden immer etwas, worüber sie sich beklagen konnten, wobei sie vielleicht nicht verstanden, wie sehr sich die Mitarbeiter darum bemühten, die Unabhängigkeit und Autonomie des

Bewohners zu fördern. In Irland galt die fehlende Anerkennung von Angehörigen als ein Faktor dafür, dass sich Pflegekräfte oft ausgebrannt fühlten.

Mitarbeiter waren zudem häufig der Meinung, Angehörige kämen zu selten zu Besuch. Sie konnten zwar verstehen, dass es sehr belastend sein kann, den demenzkranken Menschen in einem Pflegeheim in solch einem fortgeschrittenen Krankheitsstadium zu sehen, doch erkannten sie auch den Stellenwert, den Besuche für die Bewohner haben und hätten gern einige Angehörige gebeten, häufiger zu kommen, trauten sich aber nicht. Die Mitarbeiter berichteten darüber, wie schlimm es für Bewohner sein kann, wenn sie keinen Besuch bekommen und wie schwierig es für sie sei, eine Erklärung dafür zu finden. Außerdem meinten sie, es sei nicht leicht, Familien zur Mitwirkung zu bewegen. Sie verschickten Einladungen, die nur geringe Resonanz fanden oder initiierten Treffen für Angehörige, die dann doch nur von den wenigen besucht wurden, die sich immer beteiligten.

Mitarbeiter in Schweden schilderten, dass die Zusammenarbeit mit erwachsenen Töchtern oder Söhnen – vielleicht aufgrund familiärer Konflikte – manchmal schwieriger sei als die mit Ehepartnern. Demenz wird von vielen Menschen als Stigma empfunden. Pflegekräfte hatten oft das Gefühl, dass Angehörige dazu neigen, ihre eigenen Probleme oder ihre eigene schlechte Stimmung an ihnen auszulassen. Sie berichteten jedoch auch, dass «schwierige» Angehörige über die Zeit hinweg meist «verträglicher» wurden.

3.5 Was ist für Angehörige wichtig?

Für Angehörige waren einige Kriterien, die Pflegeeinrichtungen erfüllen sollen, besonders wichtig. Dazu gehörten die Qualität der Versorgung des Menschen mit Demenz, die Beziehung der Mitarbeiter zu den Familien und die Kommunikation zwischen ihnen. Angehörige sprachen auch über ihre eigenen Gefühle in dieser schwierigen Situation.

3.5.1 Die Qualität der Versorgung

Deutlich war, dass die Qualität der Versorgung für Angehörige wichtiger war als die eigentliche Umgebung. In Großbritannien beispielsweise berichteten einige, dass sie bei der Suche einer Einrichtung von der guten Gestaltung und Ausstattung des Hauses beeindruckt, doch später von der schlechten Versorgung enttäuscht waren. Sie meinten, dass diese in einem weniger «vornehmen» Haus vielleicht besser gewesen wäre. Das, was allgemein hinsichtlich der Qualität der Ausstattung erwartet wird, scheint von den einzelnen Ländern sowie auch von den Einrichtungen selbst sehr unterschiedlich bewertet zu werden. In Großbritannien empfanden die meisten der befragten Angehörigen die Qualität der Versorgung als gut (80 %) und eine ebenso große Anzahl hatte den Eindruck, die Mitarbeiter behandelten den einzelnen Bewohner als individuelle Persönlichkeit (77 %). Die Familien schätzten es, dass Pflegekräfte selbst etwas über die Vergangenheit des Menschen mit Demenz erfahren wollten und diesen Informationen eine große Bedeutung beimaßen.

Angehörige in Irland berichteten, dass der demenzkranke Mensch mit Respekt und Würde behandelt wurde. Bei genauerer Befragung wurde jedoch deutlich, dass sie kaum Vorstellungen davon hatten, was eine Langzeiteinrichtung eigentlich bieten sollte. Viele Aspekte zum täglichen Leben in solch einer Institution hatten sie vorher nie bedacht und viele Fragen zur Qualität der Versorgung hatten sie sich nie gestellt. Unabhängig davon, um was für eine Einrichtung es sich handelte, teilten Familien deutlich die Ansicht, dass zwar die körperlichen Bedürfnisse erfüllt wurden, häufig jedoch auf Kosten der psychosozialen Bedürfnisse.

3.5.2 Beziehung und Kommunikation zwischen Angehörigen und Mitarbeitern der Einrichtung

In Großbritannien empfanden die meisten Angehörigen das Personal in der Anfangssituation als hilfsbereit, ermutigend und auskunftsfreudig. Es vermittelte ihnen das Gefühl, sich weiterhin an der Betreuung und Versorgung beteiligen zu können. Die Familien wollten darüber informiert werden, was mit ihrem Angehörigen geschah, weil sie so das Empfinden hatten, immer noch Teil seines Lebens zu sein. In Schweden und Spanien hingegen legten Familien mehr Wert auf Informationen über die Einrichtung und den Tagesablauf.

Angehörige in Irland schilderten, anfangs vorsichtig im Umgang mit den Mitarbeitern gewesen zu sein. Sie fühlten sich durch andere Bewohner mit stärkeren Behinderungen abgeschreckt und verängstigt und hatten zu dieser Zeit ein besonderes Bedürfnis nach Unterstützung und Beratung. Sie benötigten die Zuwendung der Mitarbeiter, um sich heimisch und willkommen fühlen zu können. Später dann wäre es für sie wichtig gewesen, vom Personal zur Mitwirkung an Aktivitäten und Ausflügen ermutigt zu werden.

Die meisten in Großbritannien befragten Angehörigen sagten aus, bei ihren Besuchen sehr viel Unterstützung von den Mitarbeitern zu erfahren und diese sehr zu schätzen. Umgekehrt fühlten sich die meisten von ihnen auch vom Personal respektiert. Einige schilderten, die Mitarbeiter unterstützten sie, wenn sie beispielsweise nach Hause gehen wollten und der Ehepartner mit wollte. Sie würden ihnen das Schuldgefühl nehmen, indem sie die belastende Situation umgingen und den Bewohner ablenkten. In Schweden herrschte der allgemeine Eindruck vor, dass das Personal eher bei den Angehörigentreffen Verbindung mit ihnen aufnahm, als dass es den persönlichen Kontakt suchte. Familienangehörige in Spanien sagten aus, sie wünschten sich, dass die Mitarbeiter der Pflegeeinrichtung ihre Gefühle wahrnahmen und sie unterstützten, wenn sie unter dem Verlust des anderen litten oder mit dem Tod des geliebten Menschen konfrontiert wurden. Viele Angehörige in Großbritannien, die den Tod ihres Partners oder Elternteils in einer Pflegeeinrichtung erlebt hatten, waren nicht zufrieden mit der Art, wie das Personal sie in dieser Situation behandelt hatte.

In Großbritannien berichteten Angehörige, ihre Anliegen und Sorgen mit den Mitarbeitern besprechen zu können und dass diese versuchten, Abhilfe zu schaffen, um die Situation zu verändern. Sie berichteten jedoch auch über die defensive Haltung, die das Personal manchmal einnahm, wobei die Situation in den einzelnen Einrichtungen wohl sehr unterschiedlich war. Eindeutig problematisch schien zu sein, sich für den Menschen mit Demenz zu äußern. In Irland, Spanien und Schweden hatten Angehörige offensichtlich noch größere Bedenken hinsichtlich der Äußerung von Kritik, wobei sie in Irland erst dann Beschwerden äußerten, wenn der demenzkranke Mensch verstorben war.

Angehörige in Großbritannien wussten, wie wichtig es für viele von ihnen ist, den Partner oder Elternteil in der Pflegeeinrichtung besuchen und sich an seiner Betreuung beteiligen zu können. Sie schätzten daher die Bemühungen vieler Häuser, Jubiläen und Geburtstage zu feiern, auch wenn der Bewohner selbst dies nicht wahrnahm. In Großbritannien und Schweden war es für viele Angehörige elementar, den anderen unproblematisch besuchen zu können, wobei die Entfernung oder Transportprobleme manchmal eine größere Barriere darstellten.

3.5.3 Die Gefühle von Angehörigen

In jedem der vier Länder schilderten Angehörige, die Zeit vor und nach der Unterbringung des Menschen mit Demenz in einer Pflegeeinrichtung sei von unterschiedlichen Gefühlen wie Schuld, Kummer, Erleichterung, Traurigkeit und Angst geprägt gewesen. In Schweden sprachen einige von fortdauernden Gefühlen von Scham (wegen der Krankheit des anderen) oder ständiger Angst und Sorge. Ein Beispiel für die Angst, mit der Angehörige auch nach der Unterbringung noch leben müssen, war ein demenzkranker Mensch, der nach der Unterbringung häufig weglief:

> Man weiß ja nie, was ihm alles passieren kann, wenn er weg ist.

Oft war die Entscheidung von ambivalenten Gefühlen geprägt:

> Ihn wegzuschicken war grauenvoll.

Offensichtlich waren Gefühle von Trauer und Verlust:

> Man kann die Leere nicht wegreden und einen Menschen, der Teil des eigenen Lebens war, niemals ersetzen.

Angehörige in Spanien empfanden Wut gegenüber dem Personal, das ab jetzt für den Menschen «verantwortlich» war. Sie waren sich bewusst, dass niemand den Menschen so gut kennen konnte wie sie. Andere betrachteten die Situation positiv und schätzten die größere persönliche Freiheit. Zum Teil war das herausragende Problem aber auch die finanzielle Belastung, denn einige Angehörige mussten nach der Unterbringung des Menschen mit Demenz drastische Einschränkungen in Kauf nehmen. Hier war auch Unterstützung und Beratung erforderlich.

3.6 Was ist für Mitarbeiter wichtig?

Wichtige Bereiche für Mitarbeiter in Pflegeeinrichtungen waren Gespräche mit Angehörigen, um Informationen über den Menschen mit Demenz zu erhalten; der Beitrag, den Familien hinsichtlich Besuchen und Ausflügen leisteten und ihr eigenes Bedürfnis nach Wertschätzung und Teamzugehörigkeit.

3.6.1 Hintergrundinformationen über den Bewohner erhalten

Einige Einrichtungen machten schon vor Aufnahme des Menschen mit Demenz einen Besuch bei der Familie, bei dem Informationen über den künftigen Bewohner gesammelt wurden. Die Mitarbeiter sagten aus, dass ihnen der frühe Kontakt mehr Zugang zu Informationen ermöglichte. In einigen Häusern wurden Angehörige gebeten, ein Formular zur Biografie des Bewohners auszufüllen und den Mitarbeitern mitzuteilen, welches Essen er mag, was er gern anzieht, für was er sich besonders interessiert etc. Dabei können Mitarbeiter viel von Angehörigen erfahren. Ihr Wissen ist gerade dann unersetzlich, wenn sich der Bewohner selbst nicht mehr äußern kann.

Die Kommunikation zwischen Mitarbeitern und Angehörigen verlief allerdings nicht immer effektiv. In einem Haus in Großbritannien beispielsweise wurden wichtige Informationen über den Bewohner bei der Erstbeurteilung gesammelt, nicht aber an die für ihn zuständigen Pflegekräfte weitergegeben. In anderen Einrichtungen empfand man Angehörige nicht immer als besonders entgegenkommend, wenn es um die Preisgabe von Informationen über den demenzkranken Menschen ging, wobei eine solche Weitergabe persönlicher Details Vertrauen zwischen den am Gespräch Beteiligten voraussetzt.

3.6.2 Häufige Besuche und Ausflüge von Angehörigen

In Großbritannien war es für Mitarbeiter wichtig, dass Angehörige häufig zu Besuch kamen und etwas mit dem Bewohner unternahmen, da demenzkranke Menschen Ausflüge sehr zu genießen schienen. In Irland berichteten einige Angehörige, dass sie mit dem Bewohner zum Teil nur deshalb etwas unternahmen, weil sie sich nicht sicher waren, welche Aktivitäten in der Einrichtung erlaubt waren. Zeigten sich allerdings Verhaltensprobleme, wurden Ausflüge schwierig.

3.6.3 Kommunikation mit Familien und Aufbau von Vertrauen

In einigen Einrichtungen stand für jeden Bewohner eine Kontaktperson zur Verfugung, die den demenzkranken Menschen besonders gut kannte und auch mit den Angehörigen in Verbindung stand. Die Aufgaben dieser Kontaktperson waren unterschiedlich, je nachdem, inwieweit die Familie mitwirkte. In Schweden wurden Angehörige zweimal im Jahr eingeladen – beispielsweise zu Weihnachts- oder Mittsommerfeiern. Hier hatte man erkannt, dass viele Angehörige Zeit mit den Mitarbeitern verbringen wollten. Der Kontakt zwischen Familien und Pflegeeinrichtungen war in der Anfangszeit nach Einzug des Bewohners stärker ausgeprägt:

> Wir versuchen viel und bieten Unterstützung. Oft wissen wir aber nicht, ob sie das wirklich wollen. Außerdem haben wir nicht viel Zeit für lange Gespräche. (Mitarbeiter)

> Es ist schade, dass der Kontakt mit der Zeit einschläft. (Mitarbeiter)

Nach dem Tod des Menschen mit Demenz werden Angehörige eingeladen, um sich mit den Mitarbeitern austauschen und weiterhin an Treffen von Angehörigen teilnehmen zu können, die vom Personal organisiert werden.

3.6.4 Wertschätzung der geleisteten Arbeit

Eine Pflegekraft in Schweden drückte ein Gefühl aus, das möglicherweise nicht nur von Einzelnen empfunden wird:

> Du weißt, dass du getreten, angespuckt und beschimpft werden kannst. Irgendwann hast du genug davon. Stell dir vor, jeden Tag das Gleiche, das ist hart. Am Ende willst du nicht mehr.

Viele waren der Meinung, dass sie für die schwierige Arbeit, die sie leisten, mehr Anerkennung verdienen. Mitarbeiter in Pflegeeinrichtungen fühlten sich nicht nur von Angehörigen zu wenig anerkannt, sondern hatten allgemein das Empfinden, dass ihre Arbeit nicht gewürdigt wird.

3.6.5 Teamwork und Unterstützung von Kollegen

Mitarbeiter in Schweden beschrieben, wie viel Bedeutung gegenseitige Unterstützung und Gespräche mit Kollegen für sie hatten, wenn Bewohner schwierig oder aggressiv waren. Gerade dann, wenn sie sich überfordert fühlten, benötigten sie jemanden, mit dem sie reden konnten. In Großbritannien sagten Mitarbeiter aus, dass ein starker Personalwechsel Teamarbeit und Unterstützung durch Kollegen schwierig macht.

3.7 Gemeinsame Anliegen

Viele Anliegen wurden von Mitarbeitern und Angehörigen geteilt. Von großer Bedeutung für beide Seiten waren die Auswahl der Einrichtung, die Kontinuität in der Versorgung und die Förderung von Aktivitäten. Ebenso wichtig waren das Verständnis für und Kenntnisse über das Krankheitsbild Demenz sowie Wissen über den einzelnen Menschen mit Demenz. Konflikte zwischen beiden Parteien bestanden in der Hinsicht, dass man sich nicht einig darüber war, wer «am besten» weiß, was für den demenzkranken Menschen gut ist. In vielen Fällen beanspruchten beide Seiten dieses Vorrecht für sich.

3.7.1 Auswahl einer Pflegeeinrichtung

Angehörige in Großbritannien fühlten sich häufig unter Druck gesetzt, möglichst schnell eine geeignete Pflegeeinrichtung zu finden, insbesondere dann, wenn der demenzkranke Mensch in einem Krankenhaus untergebracht war. Insgesamt war die Auswahl an Einrichtungen vor allem für junge Menschen mit Demenz begrenzt, und Angehörige schienen bei diesem Prozess auch nicht viel Unterstützung zu haben. In Schweden betrachteten es Mitarbeiter als positiv, wenn Angehörige die Einrichtung vor der Unterbringung des Menschen mit Demenz besuchten, um sich selbst ein Bild machen zu können. Es hatte sich gezeigt, dass Familien nach dem Einzug ihres Partners oder Elternteils oft Probleme damit hatten, die starken Verhaltensauffälligkeiten der Bewohner zu akzeptieren.

3.7.2 Kontinuität in der Versorgung

Beide Seiten – Mitarbeiter wie Angehörige – zeigten sich besorgt über die fehlende Kontinuität in der Versorgung der Bewohner. Erstere waren der Meinung, dass Menschen mit Demenz von Pflegekräften versorgt werden sollten, die sie kennen und dass ein geringer Personalwechsel für sie weniger verwirrend ist. In Großbritannien wurde darauf hingewiesen, dass Bewohner manchmal in eine andere Einrichtung umziehen oder in ein Krankenhaus verlegt werden müssen, wenn sich ihr Zustand verschlechtert – auch das ein Umstand, der die Kontinuität in der Versorgung beeinträchtigt.

3.7.3 Kenntnisse über Demenz

Angehörige forderten generell mehr Informationen über den Zustand von Menschen mit Demenz. In Großbritannien teilten viele Mitarbeiter in Pflegeeinrichtungen die Ansicht, dass nur wenige Angehörige ausreichend über Demenz und ihre Auswirkungen informiert waren und dass ihre Unkenntnis ein Grund für ihre Frustration sein konnte. In einer schwedischen Einrichtung waren Gruppen für Angehörige abgeschafft und durch Broschüren mit Informationen zur Versorgung demenzkranker Menschen ersetzt worden, die nun am Haupteingang des Hauses auslagen. Als wichtig wurde empfunden, dass Mitarbeiter Angehörigen etwas über Demenz, über daraus resultierende Verhaltensänderungen und über den Verlauf der Erkrankung erklären konnten. Generell fühlten sich Mitarbeiter in Pflegeeinrichtungen sicherer, wenn sie ausreichende Kenntnisse über Demenz erworben hatten:

> Das bedeutet, dass man Angehörige unterstützen und ihre Fragen beantworten kann.

Drei Viertel der befragten Angehörigen in Großbritannien hatten den Eindruck, das Personal hätte ausreichende Kenntnisse über Demenz. Einige äußerten die Kritik, dass viele Mitarbeiter einfach nur durch ihre tägliche Arbeit und ihre Berufserfahrung lernten, nicht aber speziell im Umgang mit demenzkranken Menschen geschult würden, und dass einige zudem die verschiedenen Formen von Demenz nicht zu verstehen schienen. Eine geeignete Ausbildung und spezielle Schulung wurde weithin als wichtige Voraussetzung für die Versorgung von Menschen mit Demenz angesehen.

3.7.4
Wissen über den einzelnen Menschen mit Demenz

Die individuell erstellte Pflegeplanung war in jedem Land das angestrebte Ideal, doch die Realität sah oft anders aus – sehr zur Besorgnis von Mitarbeitern und Angehörigen. In Spanien sah die Realität infolge von Personal- und Zeitmangel häufig so aus, dass, obwohl individuelle Programme angestrebt wurden, Fixierungen und Medikamente eingesetzt wurden, um mit Schwierigkeiten wie Aggressionen umzugehen, die, stünde mehr Personal zur Verfügung, anders zu lösen wären. In Irland hatte nur ein einziger Angehöriger etwas von individuellen Pflegeplänen gehört. Dort wurden persönliche oder biografische Informationen nur bruchstückhaft gesammelt, und Platzmangel bedeutete, dass wenig Raum für persönlichen Besitz des Bewohners zur Verfügung stand. In Großbritannien war ein Viertel der befragten Angehörigen der Meinung, gar nicht zur Mitwirkung an der Erstellung eines Pflegeplans aufgefordert worden zu sein, wobei der Informationsfluss zwischen Angehörigen und Pflegepersonal in einigen Häusern schwierig sein kann, wenn letztere keinen Zugang zur Dokumentation haben.

Mitarbeiter in Schweden sagten aus, dass in der Regel für jeden Bewohner ein Pflegeplan geschrieben, dieser jedoch selten überprüft wurde:

> Deshalb wissen wir nicht, ob der Pflegeplan Vorteile bringt.

Normalerweise waren Angehörige bei der Erstellung des Pflegeplans anwesend – größtenteils wegen der medizinischen Aspekte der Versorgung – doch konnten sie auch Informationen zu den Interessen und der Vergangenheit des Menschen mit Demenz beisteuern. Der Pflegeplan galt als für eine gute, individuelle Versorgung notwendig, doch konnte sein vollständiges Potenzial aus Zeitmangel nicht ausgeschöpft werden.

3.7.5 Förderung von Aktivitäten

In Irland kritisierten Angehörige die fehlende Stimulation der Bewohner. Häufig lief den ganzen Tag der Fernseher und fungierte als passiver Ersatz für andere Beschäftigungen. Mitarbeiter in Schweden sagten aus, dass Zeit ein Faktor sei, der mehr Aktivitäten verhindere. In einer Einrichtung war sogar eine Therapie abgebrochen worden. Ihrer Meinung nach sollten die Bewohner mehr musikalische Stimuli erhalten, da Musik die Gedächtnisfunktion aktiviere und sich viele Menschen mit Demenz an die Texte alter Lieder erinnern können. In Spanien lag der Schwerpunkt eher auf therapeutischen Maßnahmen. Dort wurden Programme zur Psychostimulation, Beschäftigungstherapie, Physiotherapie und Realitätsorientierung angeboten.

Familien in Großbritannien zeigten sich sehr besorgt darüber, dass sich der Zustand ihrer Angehörigen häufig schnell verschlechtere, sobald sie in einer Langzeitpflegeinrichtung wohnten. Sie waren der Ansicht, die Bewohner sollten mehr Anreize erhalten. Einige berichteten, vitalere Bewohner würden gefördert, wohingegen Schwächere, die mehr Unterstützung benötigten, wenig angeregt würden. Das Personal sagte aus, nicht immer genügend Zeit für Aktivitäten zu haben und beklagte sich über die mangelnde Unterstützung der Familien.

3.7.6 Konflikte hinsichtlich der Zuständigkeit

Wie bereits erwähnt, gab es in Schweden Bedenken hinsichtlich der Frage, ob sich Angehörige an praktischen Aspekten der Versorgung beteiligen sollten. In Spanien wurde die Frage nach der Verantwortung für den Menschen, der bisher zu Hause betreut wurde, so beantwortet, dass ab dem Einzug in die Pflegeeinrichtung das Pflegepersonal zuständig für die Versorgung sei. Die Problematik der Zuständigkeit stellte sich in jedem der vier Länder. Sowohl Mitarbeiter als auch Angehörige fanden es schwierig, eine gleichwertige Partnerschaft einzugehen, was vielleicht der schon vorher zitierte Kommentar von Mitarbeitern, Angehörige wollten weiterhin in die Versorgung einbezogen werden, weil sie nicht «loslassen» können, am deutlichsten macht.

3.8 Fazit

Die in den vier europäischen Ländern durchgeführten Untersuchungen zeichnen ein klares Bild der Situation in Pflegeeinrichtungen, wobei die einzelnen Institutionen und das Ausmaß der Integration von Familien sehr unterschiedlich sein können. Die Beziehungen zwischen Angehörigen und Mitarbeitern, die in der Anfangszeit zum Wohl des Menschen mit Demenz aufgebaut werden, haben das Potenzial, sich für alle Beteiligten positiv auszuwirken. Funktionieren sie gut, können sich Angehörige in einer Weise an der Betreuung und Versorgung beteiligen, die sie erfüllt und hoffentlich weniger belastet; das Pflegepersonal kann die zusätzliche Hilfe von Angehörigen annehmen und die Arbeit als befriedigender empfinden; die Bewohner profitieren von den koordinierten Bemühungen um eine person-zentrierte Pflege. Offensichtlich ist, dass die Beziehungen häufig von Spannungen, Missverständnissen, unterschiedlichen Vorstellungen und schlechter Kommunikation geprägt sind. Somit besteht die Gefahr, dass sich weder Angehörige noch Mitarbeiter vom jeweils anderen anerkannt fühlen und die Bedürfnisse des Bewohners aus diesem Grund nicht ausreichend befriedigt werden.

Ganz eindeutig sind die Beziehungen zwischen Angehörigen und Mitarbeitern von Pflegeeinrichtungen sehr komplex und es ist unwahrscheinlich, dass sie mithilfe eines einzigen Rezepts verbessert werden könnten. Inwieweit Familien in die Versorgung und Betreuung einbezogen werden möchten oder können, ist sehr verschieden. Man kann einen Menschen nicht zu Besuchen drängen, wenn er vielleicht das Gefühl hat, schon um denjenigen, den er verloren hat, getrauert zu haben. Jede Beziehung ist einzigartig und aktuelle Gefühle beruhen darauf, wie das Verhältnis zwischen dem Angehörigen und dem Menschen mit Demenz vorher gewesen ist. Eine offene Kommunikation zwischen Familien und Mitarbeitern sowie eine Akzeptanz der Perspektive des jeweils anderen könnten jedoch dazu beitragen, dass beide Seiten versuchen, ihre Beziehung zu verbessern und Möglichkeiten zu finden, sich gegenseitig zu unterstützen und wertzuschätzen.

In den nächsten drei Kapiteln dieses Buches werden Wege aufgezeigt, wie eine konstruktive Partnerschaft zwischen Angehörigen und Mitarbeitern in Pflegeeinrichtungen entwickelt und erhalten werden kann. Dabei wollen wir nicht vorschreiben, wie ein solcher Prozess zu verlaufen hat, sondern verschiedene Möglichkeiten einer für beide Seiten fruchtbaren Begegnung aufzeigen.

3.9 Die wichtigsten Punkte

- Es ist sehr unterschiedlich, inwieweit Pflegeeinrichtungen die Integration von Angehörigen fördern und unterstützen.
- Familienangehörige sind oft unsicher bezüglich der Aufgaben, die sie in einer Pflegeeinrichtung übernehmen dürfen.
- Die Beziehungen zwischen Angehörigen und Mitarbeitern sind häufig deutlich angespannt. Erstere fühlen sich oft übergangen und haben den Eindruck, das Personal reagiere in einer defensiven Art und Weise, letztere vertreten die Auffassung, Angehörige könnten die Bewohner häufiger besuchen und sollten weniger kritisch sein. Manchmal gibt es Konflikte darüber, wer letztendlich am besten weiß, was für den demenzkranken Menschen gut ist.
- Die Qualität ihrer Beziehung und Kommunikation ist sowohl für Familien als auch für Mitarbeiter von Bedeutung.
- Familienangehörige haben häufig das Bedürfnis nach emotionaler Unterstützung. Dort, wo von Mitarbeitern eine solche gewährleistet wird, trägt dies zu einer guten, vertrauensvollen Beziehung bei und wird sehr geschätzt.
- Familienangehörige und Mitarbeiter wünschen eine individuelle Versorgung des Menschen mit Demenz und erkennen die Notwendigkeit eines größeren Angebots von Aktivitäten.
- Familienangehörige und Mitarbeiter erkennen, dass für beide Seiten ein besseres Verständnis von Demenz erforderlich ist.

4 Integration von Angehörigen – Leitlinien und erfolgreiche Praxis

Dieses Kapitel bietet Mitarbeitern von Pflegeeinrichtungen praktische Anleitungen dazu, welche verschiedenen Möglichkeiten es gibt, Familien am Leben des demenzkranken Bewohners teilhaben zu lassen. Es werden Wege aufgezeigt, wie Besuche für Angehörige sowohl in praktischer als auch in emotionaler Hinsicht leichter gemacht werden können. Dabei stehen drei Hauptbetätigungsfelder im Vordergrund:

- die Versorgung und Pflege in der Einrichtung beaufsichtigen
- die Rolle des Fürsprechers für den Menschen mit Demenz übernehmen und Entscheidungen treffen
- den Menschen mit Demenz inner- oder außerhalb der Einrichtung betreuen.

Ausführlich erörtert wird, wie Mitarbeiter Familien, die sich für eine solche Mitwirkung entscheiden, unterstützen können.

4.1 Einführung

Wie wir in den vorhergehenden Kapiteln gesehen haben, können Angehörige auch nach der Unterbringung des demenzkranken Menschen in einer Pflegeeinrichtung bestimmte Aufgaben weiterhin übernehmen – vielleicht in etwas abgewandelter Form – oder neue Betätigungsfelder entdecken, wobei das Ausmaß ihrer Mitwirkung derzeit ein viel diskutiertes Thema ist.

Ist der Angehörige sehr erschöpft, so verwundert es nicht, dass ihn andere in seinem Umfeld dazu ermutigen, sich einmal «auszuruhen». Einige raten ihm vielleicht sogar, den demenzkranken Menschen in der Anfangszeit gar nicht zu besuchen, damit dieser sich in der Einrichtung einleben kann. Dies ist zwar ein gut gemeinter Rat, aber vielleicht in dieser Situation nicht angebracht. Denn was wäre gewonnen, wenn sich von einem Tag auf den nächsten alles vollständig ändert? Gestern noch hat der Angehörige seinen demenzkranken Partner oder Elternteil mit all seiner Liebe und Fürsorge betreut und heute ist es das Pflegepersonal, das diese Rolle übernimmt. Der Angehörige fühlt sich dann eventuell überflüssig und unerwünscht. Viele empfinden diese Situation vielleicht lediglich als schwierig und anstrengend, bei einigen jedoch verstärken sich möglicherweise noch die Gefühle von Hilflosigkeit, Versagen und Schuld. Von einer Rundumversorgung auf gelegentliche Besuche umzuschalten ist häufig doch eine zu drastische Veränderung, deshalb sollten Art und Weise sowie Umfang der Mitwirkung von Anfang an behutsam mit den Familien ausgehandelt werden.

Viele Angehörige möchten zwar weiterhin in die Versorgung des Menschen mit Demenz einbezogen werden, sind sich aber unsicher darin, was möglich und was ihnen gestattet ist. Für die meisten ist der Kontakt mit einer solchen Institution eine neue Erfahrung, weshalb sie sehr auf Informationen der Einrichtung und der zuständigen professionellen Pflegekräfte angewiesen sind.

Eine «Pflegebeziehung» zwischen einem Angehörigen und einem Menschen mit Demenz ist in der Regel auf lange Zeit angelegt, und es ist für alle Beteiligten sehr wichtig, dass sie auch nach der Unterbringung in einer Pflegeeinrichtung weitergeführt wird – insbesondere dort, wo sie sehr eng war. Die direkteste und effektivste Möglichkeit zum Erhalt einer solchen Beziehung ist der Abbau von Barrieren, die einer weiteren Mitwirkung an der Betreuung im Wege stehen.

In diesem Kapitel beschreiben wir einige Bereiche, in die Familien einbezogen werden können und auch schon einbezogen worden sind. Allerdings muss noch deutlicher als bisher erkannt werden, was Angehörige tun können, um sie nicht im Unklaren zu lassen mit Fragen wie: Wie passe ich da hinein? Was kann ich tun? Welche Aufgaben bleiben denn für mich noch übrig?

Familiäre Einbindung muss sich nicht auf die traditionelle Besuchsrolle beschränken, sondern kann auf vielfältige Weise – je nach Wunsch der Familie – erfolgen, wobei die Mitarbeiter der Einrichtung stark davon profitieren, wenn sie die Mitwirkung von Angehörigen bejahen und unterstützen. Allerdings muss akzeptiert werden, dass Angehörige unterschiedliche Präferenzen und Bedürfnisse haben und nicht alle auf die gleiche Art und Weise eingebunden werden wollen.

Es gibt eine Reihe von Möglichkeiten, wie Familien ihren Beitrag zum Leben des Bewohners einer Pflegeeinrichtung leisten können, wozu aus Sicht der Angehörigen im Wesentlichen folgende Bereiche zählen:

- Beaufsichtigung der institutionellen Versorgung und Pflege
- Übernahme der Rolle des Fürsprechers
- Gewährleistung einer individuellen Versorgung und Pflege.

Diese Aufgaben verdeutlichen, dass sich die Rolle von Angehörigen stark verändert hat. In der Vergangenheit waren sie oft einfach nur «Besucher», die zwar eine Verbindung zur Außenwelt herstellten, jedoch wenig mehr als eine periphere Bedeutung hatten im Vergleich zu dem sanft dahin gleitenden Leben innerhalb der «Institution». Sie standen nicht im Zentrum und ihre Besuche erfüllten auch keinen Zweck. Glücklicherweise hat sich diese Auffassung heute geändert. Bevor wir allerdings näher betrachten, wie Angehörige eingebunden werden können, untersuchen wir zunächst die Barrieren, die ihrer Mitwirkung im Wege stehen und beschreiben hilfreiche Ansätze zur ihrer Überwindung.

4.2 Besuche von Angehörigen

Früher waren Besuche in Krankenhäusern oder ähnlichen Einrichtungen streng geregelt. Sie waren nur zu bestimmten Zeiten und nicht während der Mahlzeiten oder Visiten erlaubt. Ein Hinweis am Eingang zur Station wies auf die Besuchszeiten hin und es ertönte eine Klingel, wenn Angehörige oder Freunde das Haus verlassen sollten. Auch die Zahl der Besucher war begrenzt und fehlende Sitzgelegenheiten verstärkten noch den Eindruck, dass nur wenige Besucher erwünscht waren. Auf einer klassischen offenen Station gab es keine Privatsphäre und jedes Gespräch konnte von den Mitpatienten in den umliegenden Betten mitgehört werden. Kinder und Haustiere waren schon gar nicht erwünscht.

Glücklicherweise haben sich die Zeiten geändert, wobei eine Pflegeeinrichtung nicht allen Zwängen eines Krankenhauses unterliegt. Hier können Besuche anders geregelt werden. Angehörige werden nicht länger als notwendiges Übel oder Eindringlinge betrachtet, sondern eher als Hilfe und Partner bei der Betreuung des Bewohners, ja als anerkannte Mitglieder des Teams. Das beginnt schon bei der Art und Weise, wie sie empfangen werden. Natürlich sind nicht immer lange Gespräche möglich, aber eine freundliche Begrüßung macht den Unterschied. Die Besuchsregelung ist offen, Besuchszeiten werden nicht eingeschränkt und Angehörige, die dem demenzkranken Menschen gern bei den Mahlzeiten helfen, werden dazu ermutigt. Es ertönt keine Glocke, um sie zum Gehen aufzufordern. Sie sollen sich entspannt und wie zu Hause fühlen. Je ansprechender die Räumlichkeiten gestaltet sind, desto besser ist dies möglich, denn Menschen, die an eine Krankenhausatmosphäre nicht gewöhnt sind, fühlen sich dort nicht wohl.

Für einige Angehörige ist es nicht leicht, den Menschen mit Demenz zu besuchen. Sie sind vielleicht selbst nicht gesund, nur eingeschränkt mobil oder haben keine Möglichkeit, in die Einrichtung zu kommen. Möglicherweise ist diese nicht so leicht mit öffentlichen Verkehrsmitteln zu erreichen. In Großbritannien gibt es Regionen, in denen die nächste für Menschen mit Demenz geeignete Pflegeeinrichtung 70 Kilometer entfernt liegt und zudem schlechte Verkehrsanbindungen bestehen. Ein Haus, das die Integration von Familien fördert, wird versuchen, hier Abhilfe zu schaffen. Beispielsweise könnte eine Liste von Angehörigen zur Verfügung gestellt werden, die eine Mitfahrgelegenheit anbieten oder das Taxi teilen würden. Man könnte kostengünstige Transportmöglichkeiten aufzeigen, die von Angehörigen mit gesundheitlichen Problemen oder Behinderungen genutzt werden können. Einige Einrichtungen bieten auch Übernachtungsmöglichkeiten, wenn die Entfernung zu groß ist.

Besuche mögen zwar manchmal schwierig zu organisieren sein, doch sind sie gerade für Angehörige, die unter Schuld- und Verlustgefühlen leiden, emotional notwendig und entlastend. Mitarbeiter können solche Gefühle erkennen. Sie wissen, wie sie sich auswirken können und sollten lernen, Situationen zu vermeiden, die diese Emotionen noch verstärken könnten. Beispielsweise kann es für einen Angehörigen problematisch sein zu gehen, wenn er sieht, dass der andere darunter leidet – vielleicht, weil er nicht begreift, warum er nicht mitgehen kann. Die Unterstützung eines einfühlsamen Mitarbeiters kann hierbei sehr hilfreich sein. Er kann sich mit dem demenzkranken Menschen beschäftigen, damit er sich nicht alleingelassen fühlt, wenn der andere geht. Trotzdem kommt es manchmal noch zu Tränen – was letzten Endes normal ist und zu den menschlichen Empfindungen bei der Trennung von einem geliebten Menschen gehört – doch sollten beide Seiten nicht allein mit der Situation fertig werden müssen.

Viele Angehörige fühlen sich für das Verhalten des Menschen mit Demenz verantwortlich. Wenn sie von einem Mitarbeiter mit der Botschaft empfangen werden, dass der Bewohner aggressiv war oder sogar handgreiflich einer Pflegekraft oder einem anderen Bewohner gegenüber geworden ist, dann verstärkt dies möglicherweise noch ihr Schuldgefühl. Solche Verhaltensweisen oder Vorfälle sollten in einer konstruktiven Art und Weise besprochen werden, bei der die Bedürfnisse des von Demenz Betroffenen und die verschiedenen Faktoren, die zu einer solchen Situation geführt haben, berücksichtigt werden. Dazu kann der körperliche Zustand des Menschen mit Demenz (z. B. eine Infektion) zählen, eine veränderte Medikamenteneinnahme, die Art, wie jemand auf ihn zugeht – vielleicht eine neue Pflegekraft, die den Bewohner von hinten angesprochen hat, was er als Bedrohung empfand und was zu dieser Reaktion führte – oder auch Frustration über das Versagen, eine bestimmte Aufgabe zu bewältigen, die vormals unproblematisch ausgeführt werden konnte.

Möglicherweise leidet ein Angehöriger unter einem starken Verlustgefühl und empfindet viel mehr als die Mitarbeiter der Einrichtung, wie sehr sich der demenzkranke Mensch verändert hat und wie anders er heute im Vergleich zu vor fünf oder zehn Jahren ist. Angehörige drücken diese Verlustgefühle manchmal durch Sätze aus wie: « Mein Mann ist nicht mehr da. Sicherlich, sein Körper ist noch anwesend, er ist aber nicht mehr der Mann, den ich geheiratet habe.» oder: «Er ist wie ein lebender Toter. Sein Körper ist noch da, aber sein Verstand und seine Persönlichkeit nicht mehr.» Mitarbeiter sollten darin geschult werden, Eigenschaften des Menschen mit Demenz, die ihn als individuellen Menschen kennzeichnen, zu erkennen. Kitwood (1997) beschreibt, dass die Identität bei Demenz nicht verloren gehen muss, dass es aber stark von den Menschen im Umfeld der Person mit Demenz abhängt, ob sie erhalten bleibt. Angehörige, die die Lebensgeschichte, Persönlichkeit, die Lebensweise, Interessen und Vorlieben des anderen kennen, haben dabei eine Schlüsselfunktion. Mitarbeiter können ihnen dabei helfen, die Bedeutung ihres Beitrags zu erkennen, indem sie die positiven Aspekte im Verhalten und in den Fähigkeiten des Bewohners hervorheben. Wie bereits erwähnt, kann es für Angehörige furchtbar sein, wenn sie merken, dass der andere sie nicht mehr erkennt. Kann der Mitarbeiter ihnen jedoch mitteilen, dass der Bewohner erst gestern von ihnen gesprochen hat oder dass seine Augen aufleuchteten, als ihm der Besuch des Angehörigen angekündigt wurde, so trägt dies dazu bei, dass der Angehörige seine Beziehung zu dem anderen als eine gegenseitige empfinden kann. Mitarbeiter, die winzige Hinweise auf ein Interesse, auf ein Wiedererkennen und Wohlbefinden entdecken können und dies dem Angehörigen mitteilen, tragen dazu bei, die Persönlichkeit des Menschen mit Demenz zu erhalten.

Ein guter Informationsfluss ist ebenfalls wichtig, um Besuche für Angehörige zu vereinfachen. Es kann ihnen Orientierung und Sicherheit geben, wenn sie im Eingangsbereich des Hauses ein Schwarzes Brett mit dem aktuellen Menüplan, dem Programm der geplanten Aktivitäten und den Namen der zuständigen Mitarbeiter vorfinden. Viele Einrichtungen stellen zudem private Räumlichkeiten zur Verfügung, in denen sich Angehörige mit dem Bewohner treffen können, wenn dieser kein Einzelzimmer hat. Bei einer offenen Besuchsregelung ist die Anzahl der Besucher nicht begrenzt. Gibt es Bedenken hinsichtlich einer Überforderung des Menschen mit Demenz, sollte mit den Angehörigen besprochen werden, wie ihre Besuche besser aufgeteilt werden könnten. Einige Häuser stellen Familien einen großen Raum für Familienfeste zur Verfügung, um beispielsweise einen besonderen Geburtstag oder ein Jubiläum des Bewohners oder seines Partners feiern zu können.

Zu den offenen Besuchsregelungen gehört auch, dass Kinder willkommen sind. Natürlich müssen sie von ihren Eltern beaufsichtigt werden, doch gibt es kaum eine bessere Möglichkeit, Leben in den Tagesraum einer Pflegeeinrichtung zu bringen, als die Anwesenheit eines kleinen Kindes. Plötzlich treten wieder Fähigkeiten zutage, die Großeltern im Umgang mit Kindern haben, und alle Augen folgen dem niedlichen Treiben des Kleinen. Nichts ist natürlicher, als ein Kind und ein Mensch mit Demenz, die zusammen ein Spiel spielen, wobei hierbei möglicherweise nicht eindeutig ist, wer wem hilft. Auch Haustiere können in einer Pflegeeinrichtung willkommen sein, doch sollte ihr Aufenthalt je nach Größe und Energie des Tieres geplant und beaufsichtigt werden. Einige Häuser nehmen bei Einzug Haustiere mit auf (in der Regel innerhalb gewisser Grenzen), doch auch dort, wo dies nicht möglich ist, kann der beaufsichtigte Besuch eines Haustieres alle anwesenden Bewohner begeistern.

Pflegeeinrichtungen, die Familienangehörige einbeziehen, zeichnen sich dadurch aus, dass sie Besuche begrüßen und Angehörige dabei unterstützen, mögliche praktische und emotionale Hindernisse aus dem Weg zu räumen. Die Mitarbeiter der Einrichtung schätzen die Leistungen der Angehörigen und beziehen sie mit in die Versorgung ein. Sie informieren sie über stattfindende Aktivitäten und hierbei insbesondere über solche für Menschen mit Demenz.

4.3 Beaufsichtigung der institutionellen Versorgung und Pflege

> Ich glaube, es ist wirklich wichtig, dass Angehörige oder Besucher ein Auge darauf haben, was passiert … Ich empfinde es jetzt als meine Aufgabe, dahin zu gehen und darauf zu achten, dass er und die anderen wirklich versorgt werden. (Angehörige)

Menschen mit Demenz haben das Recht auf einen respekt- und würdevollen Umgang mit ihnen. Ihre Versorgung und Pflege sollte das, was sie mögen und gewohnt sind, sicherstellen und ihre Fähigkeiten sollten gefördert werden. Angehörige, die regelmäßig zu Besuch kommen, können sehr gut beobachten, ob in der Einrichtung der ganze Mensch gesehen wird – wozu auch das Tragen der eigenen Kleidung gehört – oder ob nur seine körperlichen Bedürfnisse erfüllt werden. Eine Pflegeeinrichtung sollte die Familie und, wenn möglich, auch den demenzkranken Menschen dazu ermutigen, sich von Anfang an dazu zu äußern, ob sie mit der Versorgung zufrieden sind oder ob es Bedenken oder Kritik gibt. In jedem Haus ist Raum für Veränderung und für eine verbesserte Qualität der Pflege. Eine gute Einrichtung ist dafür offen und begrüßt Kommentare und Kritik. Sie erkennt, dass Rückmeldung ganz wesentlich dazu beiträgt, den Versorgungsstandard zu verbessern. Hier werden Angehörige auch Monate und Jahre nach dem Einzug des Menschen mit Demenz noch nach ihrer Zufriedenheit mit der Einrichtung gefragt und es besteht die Möglichkeit, Probleme zu besprechen.

Angehörige müssen wissen, was sie von den Mitarbeitern hinsichtlich der Versorgung und Pflege des demenzkranken Menschen erwarten können. Einige meinen, dass die intensive Versorgung gewährleistet sein sollte, die auch zu Hause stattgefunden hat, was jedoch meistens nicht der Realität entspricht. Die Mitarbeiter haben möglicherweise wenig Zeit für Spaziergänge oder für die Teilnahme an anderen Freizeitaktivitäten. Bewohner, die Hilfe bei den Mahlzeiten benötigen, müssen eventuell auf ihr Essen warten, was dann manchmal sogar kalt wird. Auch wird möglicherweise bei der hauswirtschaftlichen Versorgung gespart. Oft wird die Wäsche nur routinemäßig und nicht immer mit der richtigen Temperatur gewaschen. Die Mitarbeiter sollten mit den Angehörigen offen über ihre Erwartungen und die Versorgungsstandards der Einrichtung sprechen. Solche Gespräche und die Ermutigung zur Mitwirkung tragen dazu bei, diese Standards zu verbessern. Bei der Kontrolle von Pflegeeinrichtungen wird zunehmend die Meinung von Familienangehörigen erfragt. Diese haben so die Möglichkeit, über ihre Erfahrungen sowie über positive und negative Kriterien zu berichten.

4.4 Übernahme der Rolle des Fürsprechers

Angehörige und hierbei vor allem diejenigen, die den Menschen mit Demenz zu Hause Tag für Tag versorgt haben, leiden möglicherweise unter dem Gefühl, die Kontrolle über das, was mit dem anderen in der Pflegeeinrichtung passiert, zu verlieren. Insbesondere Ehepartner empfinden sich häufig aus ihrer rechtmäßigen Rolle als Beschützer und Vertreter des anderen herausgedrängt. Doch werden sie der Rolle als Partner bei der Versorgung gar nicht enthoben. Stattdessen arbeiten Mitarbeiter und Angehörige zusammen, um zu gewährleisten, dass der Bewohner nach seinen Wünschen versorgt wird.

Da Demenz eine fortschreitende Erkrankung ist, verlieren Menschen mit Demenz häufig die Fähigkeit, sich adäquat auszudrücken. In dieser Situation kommt Angehörigen die sehr wichtige Rolle des Fürsprechers zu, denn sie müssen die Interessen des Bewohners gegenüber den Mitarbeitern der Einrichtung vertreten. Aus diesem Grund sollten sie immer einbezogen werden, wenn Veränderungen anstehen (Medikation, Pflegeplan) oder eine Krankenhauseinweisung bevorsteht. Vielleicht möchte der Angehörige seinen Partner oder Elternteil begleiten. So hat er immer noch das Gefühl, einen Einfluss darauf zu haben, was mit dem anderen geschieht und nicht bei der Entscheidungsfindung ausgeschlossen zu sein, sobald der demenzkranke Mensch in einer Pflegeeinrichtung untergebracht ist. Natürlich sollte auch letzterer in geeigneter Form einbezogen werden, wenn Entscheidungen getroffen werden müssen. Beide, Angehörige und Mitarbeiter, sollten versuchen, die Wünsche des Bewohners hinsichtlich seiner derzeitigen und zukünftigen Versorgung zu ermitteln, solange er noch in der Lage ist, seine Meinung dazu zu äußern.

Fürsprecher des Menschen mit Demenz zu sein bedeutet auch, mit in die Erstellung und Überprüfung der Pflegeplanung des anderen einbezogen zu werden. Die Sichtweise des Fürsprechers wird genauso berücksichtigt wie die der anderen Mitglieder des Pflegeteams. Er kann erwarten, dass man ihm gegenüber ehrlich und realistisch ist. Wichtige Menschen innerhalb des sozialen Netzwerks des Bewohners sollten an regelmäßig stattfindenden Besprechungen teilnehmen.

Manchmal sind sich nicht alle Familienmitglieder einig darüber, wie der demenzkranke Mensch versorgt werden soll. Derartige Differenzen müssen respektiert und Wege zur Lösung des Problems aufgezeigt werden. Dazu zählt die Einbeziehung eines unabhängigen Fürsprechers für den Menschen mit Demenz, wenn es durch familiäre Differenzen schwierig für einen Angehörigen ist, selbst als Fürsprecher zu fungieren.

Verschlechtert sich der Gesundheitszustand des Bewohners zusehends und tritt er in die letzte Lebensphase ein, sollte die Familie in alle Besprechungen dazu, wie die weitere Versorgung gehandhabt werden soll, einbezogen werden. Fragen zur Handhabung kritischer Situationen wie die, ob der demenzkranke Mensch reanimiert oder ob beispielsweise im Falle einer Lungenentzündung Antibiotika eingesetzt werden sollen, sollten schon vorher mit dem Arzt besprochen worden sein, damit jeder an der Pflege Beteiligte weiß, was er zu tun hat. Sterben zu müssen ist die einzige Gewissheit, die wir im Leben haben. Daher ist es von großer Bedeutung, dem Sterbenden die ihm verbleibende Zeit so angenehm wie möglich zu gestalten und ihm die Nähe und Unterstützung derer zu gewähren, die er kennt und liebt. Vielleicht möchte die Familie in der letzten Phase auch einfache pflegerische Tätigkeiten übernehmen. Wenn immer möglich, sollte sie so lange bei dem Sterbenden bleiben dürfen, wie dieser es wünscht. Hilfreich ist, wenn Angehörigen in solchen Situationen ein Bett zur Übernachtung zur Verfügung gestellt werden kann. Fragestellungen und Problembereiche zur Betreuung und

Pflege von Sterbenden in Pflegeeinrichtungen werden in Kapitel 6 noch ausführlicher erörtert.

4.5 Gewährleistung einer individuellen Versorgung und Pflege

> Sie wollen, dass wir helfen … wie beispielsweise vor ein paar Wochen, als sie zu wenig Personal hatten. Da ging ich dreimal am Tag hin, um meiner Mutter beim Essen zu helfen. *Ich habe das genossen.* Und wir können auch anderen Bewohnern helfen … Viele bekommen keinen Besuch von ihren Angehörigen. Wir setzen uns mit ihnen zusammen und reden miteinander. (Angehörige)

Es gibt eine Reihe von Möglichkeiten, wie Angehörige ihrem Partner oder Elternteil weiterhin helfen können – dies reicht von der Unterstützung bei der praktischen Versorgung wie der Hilfe bei den Mahlzeiten oder der Körperpflege bis zum Gesellschaft leisten und Gespräche führen.

4.5.1 Betreuungsaufgaben außerhalb der Einrichtung

Einige Aufgaben können von Angehörigen zwischen den einzelnen Besuchen erledigt werden. Dazu gehört beispielsweise die Kontrolle der Finanzen und Ersparnisse des Bewohners, das Bezahlen von Rechnungen oder das Erledigen von Einkäufen, was nun vielleicht in einer entspannteren Art und Weise geschehen kann als vorher, als der demenzkranke Mensch noch zu Hause war. Manchmal kaufen Angehörige auch die Kleidung und andere persönliche Utensilien für den Bewohner. Sie nehmen eventuell regelmäßig die Wäsche mit nach Hause, da sie sie lieber selbst waschen, als sie einer Wäscherei anzuvertrauen.

4.5.2 Persönliche Gestaltung der Räumlichkeiten

In vielen Einrichtungen werden Angehörige dazu ermutigt, die Räumlichkeiten des Bewohners mit Fotos, Einrichtungsgegenständen und anderen persönlichen Dingen wohnlich zu gestalten. Auch wenn der demenzkranke Mensch kein eigenes Zimmer hat, können Bilder aufgehängt und das Bett mit der eigenen Bettwäsche bezogen werden. Persönliche Gegenstände unterstützen zudem die Erinnerungsarbeit und helfen Mitarbeitern, die Lebensgeschichte, Interessen und Verdienste des Bewohners im Blickpunkt zu behalten. Die persönliche Gestaltung schafft auch eine gemütlichere Atmosphäre. Einige Häuser legen Wert darauf, dass die Räumlichkeiten des Bewohners nach seinem Geschmack eingerichtet werden. Viele Angehörige legen zudem Fotoalben an. Sie beschriften die einzelnen Bilder deutlich, versehen sie mit dem dazugehörigen Datum und erläutern in einfacher Weise einige der Hauptaspekte im Leben des Bewohners. Ein solches Album kann für Mitarbeiter eine große Hilfe sein, um den Menschen mit Demenz kennenzulernen und die Wahrung seiner Identität zu unterstützen. Einen ähnlichen Zweck erfüllen CDs oder DVDs mit persönlichen Fotos, Musik und Filmen, obwohl die Nutzung dieser Art von Medien wahrscheinlich einer größeren Hilfestellung bedarf.

4.5.3 Ausflüge

Viele Familienangehörige unternehmen gern etwas mit ihrem Partner oder Elternteil, was von diesem meist sehr positiv aufgenommen wird – vor allem dann, wenn er sich in der Einrichtung von der Außenwelt abgeschnitten fühlt. Ein Ausflug zu einem Lieblingsplatz – sei es ein besonders schöner Ort, ein Gartenzentrum oder eine Gaststätte – regt die Erinnerung und das Gespräch an und wird von vielen sehr genossen. Das Personal kann Angehörigen dabei praktische Unterstützung bieten und beispielsweise Medikamente oder Inkontinenzhilfen mitgeben, die Handhabung des Rollstuhls demonstrieren oder helfen, den Bewohner nach draußen zu bringen.

Manchmal möchten Angehörige den Menschen mit Demenz auch zu einem Familienessen mit nach Hause nehmen, machen sich aber vielleicht Sorgen, ob er anschließend auch wieder in die Einrichtung zurück will und haben deshalb Angst, dass ein angenehmer Tag mit Schmerz und Traurigkeit endet. Hier können Mitarbeiter durch Fragen ermitteln, wie wahrscheinlich eine solche Reaktion ist. Kehrt der Bewohner von anderen Ausflügen gern zurück? Fragt er immer danach, wann er nach Hause kann? Vielleicht steht auch ein Mitarbeiter oder eine andere Vertrauensperson zur Verfügung, die dabei hilft, den Bewohner zurückzubringen.

Einige Einrichtungen organisieren auch Gruppenausflüge. Manchmal werden die Bewohner in kleinen Gruppen in einem Bus ausgefahren. Ein Haus in London organisierte beispielsweise jedes Jahr eine Busreise für die Bewohner, damit diese die Weihnachtsbeleuchtung der Stadt zu sehen bekamen. Eine andere Einrichtung mietete einen Raum in einem Lokal und veranstaltete dort die Weihnachtsfeier für die Bewohner und ihre Familien.

4.5.4 Aktivitäten in der Einrichtung

Die gemeinsame Teilnahme an Aktivitäten in der Pflegeeinrichtung kann sowohl für den Menschen mit Demenz als für den Angehörigen erfüllend sein. Dazu können Karten- oder Dominospiele, Kunst- und Musikveranstaltungen oder das Betrachten von Fotoalben zählen. Auch die Beschäftigung mit Kindern oder Haustieren kann anregend sein. Ein gemeinsames Interesse oder gemeinsame Aktivitäten erleichtern die Kommunikation und machen Besuche weniger anstrengend für den Angehörigen, weil er Gesprächsthemen hat. Sie sollten so gestaltet werden, dass sich der demenzkranke Mensch mit etwas beschäftigt, bei dem er seine Fähigkeiten einsetzen kann und kein Gefühl von Versagen erlebt. Zudem sollten sie auch vom Angehörigen positiv aufgenommen werden, sodass er gern wiederkommt.

In vielen Häusern ist ein bestimmter Mitarbeiter für die Organisation von Aktivitäten verantwortlich. Das, was dieser erreichen kann, wird noch verbessert, wenn Angehörige mitmachen und darauf achten, dass sich der demenzkranke Mensch mit der Sache beschäftigt. Sport, Bewegungsübungen zu Musik und solche, die für die weniger mobilen Bewohner im Sitzen durchgeführt werden, sind immer beliebter. Auch hier spornt die Mitwirkung von Angehörigen die Bewohner zum Mitmachen an, was es wiederum für denjenigen, der die Veranstaltung leitet, einfacher macht.

Angehörige möchten vielleicht – zusätzlich zu den bereits erwähnten Gruppenausflügen – an bestimmten Veranstaltungen mitwirken (z. B. Musikfeste). Eine Einrichtung beispielsweise organisiert einmal im Monat ein Abendessen, bei dem Unterhaltung geboten wird – eine vorzügliche Gelegenheit für Familien, Mitarbeiter und Bewohner, sich zu begegnen. Eine derartige Einbindung hilft Angehörigen, sich als integraler Bestandteil der Einrichtung zu fühlen, denn sie stärkt die Beziehung zu den Bewohnern, Mitarbeitern und anderen Familien. In einigen Fällen werden Veranstaltungen von Angehörigen und Personal gemeinsam organisiert. Hiervon profitiert sowohl das Personal, weil mehr hilfreiche Hände zur Verfügung stehen, als auch Bewohner, die keinen Besuch bekommen. Die Mitarbeiter können eine solche Mitwirkung fördern, indem sie über alle stattfindenden Veranstaltungen informieren und Angehörigen vermitteln, dass ihre Teilnahme willkommen ist. Zur Bekanntmachung von Aktivitäten und zur Vorankündigung bestimmter Veranstaltungen eignen sich Rundbriefe oder Wochenpläne, die an das Schwarze Brett gehängt werden.

4.5.5 Mahlzeiten

Mahlzeiten können von großer sozialer Bedeutung sein, weil hierbei viele Menschen zusammenkommen. Einige Angehörige bringen gern Lieblingsspeisen für den Bewohner mit. Die Pflegeeinrichtung kann dies fördern, wenn sie separaten Platz im Kühlschrank zur Verfügung stellt. In einigen Häusern können Angehörige und Bewohner auch gemeinsam essen und Tee, Kaffee etc. zubereiten – so, wie sie dies auch zu Hause getan hätten. Wie bereits erwähnt, kann der demenzkranke Mensch manchmal auch nach Hause gebracht werden, wenn zum Beispiel ein besonderes Familienessen ansteht. Doch sollte auch die Einrichtung Platz für Festivitäten zur Verfügung stellen – vorzugsweise allerdings keinen großen Speisesaal, in dem noch viele andere Menschen sitzen.

4.5.6 Praktische Versorgung und Pflege

> Ich versuche, zu den Mahlzeiten zu kommen, weil er nicht allein essen kann … Ich stelle auch fest, dass sich die Mitarbeiter dadurch entlastet fühlen, denn sonst müssten sie eine Dreiviertelstunde bei ihm sitzen, weil er so viel Zeit braucht. Gleichzeitig aber sehen sie all die anderen, die ihre Aufmerksamkeit benötigen. Sie sind sehr gut. Einmal kam ich unerwartet, da saß eine bei ihm und hat ihm zu essen gegeben. (Angehörige)

Wenn Angehörige ihren Partner oder Elternteil vor seiner Unterbringung in einer Pflegeeinrichtung selbst versorgt haben, dann haben sie viele der Aufgaben ausgeführt, die jetzt von Pflegekräften übernommen werden. Einige möchten jedoch direkt an dieser Versorgung beteiligt bleiben und weiterhin bestimmte Aufgaben übernehmen, die ihnen wichtig waren. Kann der demenzkranke Mensch beispielsweise nicht mehr allein essen, so leisten einige Angehörige dabei gern regelmäßig Hilfe. Viele übernehmen auch pflegerische Aufgaben wie Frisieren, Rasieren, Nägelschneiden oder Auflegen von Make-up. Hier können sie ihre Liebe und Fürsorge auf praktische Weise ausdrücken und helfen dabei, die Würde, Individualität und das Selbstwertgefühl des Bewohners zu erhalten.

Angehörige sollten sich nicht von den Mitarbeitern ausgeschlossen fühlen. Sätze wie: «Das ist jetzt unsere Arbeit, überlassen Sie das uns.» sind zu vermeiden. Manchen Pflegekräften widerstrebt es, Angehörige bei der praktischen Versorgung helfen zu lassen, da sie ihrer Meinung nach den normalen Tagesablauf stören (wie z. B. bei den Mahlzeiten). In Häusern, in denen sie jedoch aktiv dazu aufgefordert werden, können Mitarbeiter Angehörige als Hilfe und nicht als Hindernis betrachten. Sie schätzen jede Unterstützung, die sie bekommen, weil sie dadurch mehr Zeit für andere Bewohner gewinnen. Oft haben Mitarbeiter das Gefühl, nicht genügend Zeit für den Einzelnen zu haben. Hier können Angehörige von unschätzbarem Wert sein, denn sie bieten die individuelle Betreuung, die Menschen mit Demenz benötigen.

Vielleicht sind pflegerische Tätigkeiten der Bereich, der am häufigsten zu Spannungen zwischen Personal und Angehörigen führt. Hier ist es für Pflegekräfte manchmal problematisch, andere Tätigkeiten übernehmen zu lassen, die eigentlich in ihr Ressort fallen. Oft machen sie sich Sorgen darüber, was passieren könnte, wenn etwas falsch gemacht wird. Würde man ihnen dann die Schuld zuweisen? Für solche Fälle benötigen Pflegeeinrichtungen eine eindeutige Regelung zur Mitwirkung von Angehörigen bei der persönlichen Pflege, die sowohl ihnen als auch den Mitarbeitern Sicherheit gibt. Manchmal kommt es zu Konflikten, was die «Kompetenzen» von Angehörigen anbelangt, und oft ist man der Meinung, dass diese «falsch» pflegen. Obwohl das Personal in pflegerischen Tätigkeiten sicherlich kompetent ist – was durch Qualifikationen und Schulungen sichergestellt ist – so sind es meist Angehörige, die in Wahrheit die Experten im Hinblick auf die Pflege gerade dieses Menschen sind, weil sie ihn oft über mehrere Jahre hinweg Tag für Tag versorgt haben, bevor er in die Pflegeeinrichtung kam. In solchen Fällen ist ein offenes Gespräch notwendig. Wenn Angehörige etwas tun, was schädlich sein könnte, so möchten sie dies in der Regel wissen. Manchmal allerdings müssen auch Pflegekräfte erkennen, dass es mehrere Optionen gibt, wie eine Tätigkeit ausgeführt werden kann. Wenn also die Versorgung sowohl für den Menschen mit Demenz als für den Angehörigen so in Ordnung ist, dann sollte dies akzeptiert und dokumentiert werden.

4.6 Fazit

In diesem Kapitel wurden einige Möglichkeiten aufgezeigt, wie Familien am Leben ihres Angehörigen in einer Pflegeeinrichtung teilhaben können. Es muss dabei allerdings berücksichtigt werden, dass jede Beziehung einzigartig ist und die Umstände sehr verschieden sein können, sodass es letztendlich kein einheitliches Schema für die Integration von Angehörigen gibt, welches für jeden passend ist. Pflegeeinrichtungen müssen deshalb flexibel reagieren und ein Umfeld gewährleisten, das Familienangehörige positiv aufnimmt und einbezieht und sie nicht in der Peripherie zurücklässt. Sie müssen erkennen, dass es praktische und emotionale Barrieren gibt, die einer von manchen Angehörigen gewollten Mitwirkung im Wege stehen und haben die Aufgabe, einige dieser Barrieren abzubauen. Wir beenden dieses Kapitel mit einer Checkliste (s. Kasten 4.1). Mithilfe dieser kann überprüft werden, inwieweit eine Pflegeeinrichtung die Familie in die Versorgung und Pflege ihres Angehörigen einbezieht.

Kasten 4.1
Checkliste: Inwieweit werden Angehörige in die Versorgung und Pflege des Menschen mit Demenz einbezogen?

Kann eine der folgenden Fragen mit «nein» beantwortet werden, sollten Lösungen gefunden werden:

Werden Angehörige eingeladen, an von der Einrichtung organisierten Aktivitäten, Veranstaltungen und Ausflügen teilzunehmen?

Dürfen sich Angehörige an der praktischen Versorgung und Pflege des Menschen mit Demenz beteiligen (z. B. bei der Nahrungsaufnahme helfen)?

Gehen die Mitarbeiter entspannt damit um, wenn sich Angehörige an verschiedenen pflegerischen Tätigkeiten beteiligen?

Ist die Einrichtung an der Meinung der Angehörigen bezüglich der geleisteten Versorgung interessiert (Zufrieden- oder Unzufriedenheit)?

Werden Angehörige grundsätzlich einbezogen, wenn Entscheidungen zur Versorgung und Pflege des Menschen mit Demenz getroffen werden müssen?

Können Angehörige ohne Probleme in der Einrichtung übernachten, wenn sie das Gefühl haben, dies sei erforderlich?

4.7 Die wichtigsten Punkte

- Angehörige können eine große Hilfe sein und sollten als «Teil des Teams» betrachtet werden, denn sie sind «Experten», was die Versorgung des einzelnen Bewohners anbelangt.

- Zusätzlich zu ihrem wertvollen sozialen Beitrag möchten sich viele Angehörige weiterhin an der Pflege des Menschen mit Demenz beteiligen. Sie wollen dabei nicht die Mitarbeiter der Einrichtung ersetzen, sondern ihre Fürsorglichkeit und Zuneigung zum Ausdruck bringen.
- Die Mitwirkung an pflegerischen Tätigkeiten wie Haare kämmen, Fingernagelpflege oder Hilfe bei der Nahrungsaufnahme kann für beide – Angehörige und Bewohner – wertvolle Funktionen erfüllen: Erhalt der Beziehung, Wahrung der Würde und Identität des Menschen mit Demenz, Gefühl von Eingebundensein für den Angehörigen.
- Angehörige können erwarten, in Entscheidungen zur Versorgung und Pflege des Menschen mit Demenz einbezogen zu werden.
- Angehörige spielen eine wichtige Rolle bei der Beaufsichtigung der Versorgung und Pflege. Ihre Anliegen sollten von der Einrichtung ernst genommen werden.

5 Kommunikation mit Angehörigen – Ein beziehungszentrierter Ansatz

In diesem Kapitel betrachten wir die wesentlichen Elemente von Kommunikation und untersuchen, inwieweit sie Bestandteil der besonderen Beziehungen in Pflegeeinrichtungen sind. Wir machen deutlich, wie wichtig wechselseitige Kommunikation und Informationsaustausch sind und erörtern die Frage, welche Art von Informationen Angehörige und Mitarbeiter benötigen. Des Weiteren zeigen wir Möglichkeiten auf, wie Mitarbeiter die emotionalen Bedürfnisse von Familienangehörigen erfüllen können und schließlich betrachten wir Situationen, in denen es zu Meinungsverschiedenheiten und Konflikten zwischen beiden Seiten kommt.

5.1 Einführung: Die Bedeutung von Kommunikation

An allen wichtigen Beziehungen muss gearbeitet werden, und eine gute Kommunikation ist eine wesentliche Voraussetzung für die Entwicklung und Aufrechterhaltung von Beziehungen. Diesbezügliche Probleme beruhen oft auf Missverständnissen und fehlender Kommunikation. In unseren Untersuchungen stießen wir wiederholt auf Beispiele, die deutlich machten, wie notwendig mehr Verständnis für die jeweils andere Seite ist. Mitarbeiter in Pflegeeinrichtungen fanden es oft schwierig, sich in die Rolle von Familienangehörigen zu versetzen, und letztere hatten häufig wenig Verständnis für die Sichtweise der Mitarbeiter. Die Kommunikation zwischen beiden Seiten ist nicht einfach und wird durch eine Reihe von Faktoren erschwert:

- Da sich das Personal in einer Pflegeeinrichtung auf heimischem, ihm vertrauten Boden befindet, wohingegen Familienangehörige Besucher sind, die anfangs den Tagesablauf und die Gepflogenheiten der Einrichtung nicht kennen, besteht ein vorgegebenes Ungleichgewicht zwischen beiden Seiten.
- Das Team einer Pflegeeinrichtung besteht aus vielen verschiedenen Mitarbeitern, die der Familienangehörige erst einmal kennenlernen muss. Vielleicht wechselt das Personal häufig und der Angehörige trifft bei jedem Besuch auf einen anderen Mitarbeiter.
- Oft wird der Bewohner von vielen verschiedenen Angehörigen besucht. Ist der Kontakt nicht besonders intensiv, kann es für das Personal schwierig sein, jeden einzelnen gut zu kennen. Erschwerend kann noch hinzukommen, dass Familienmitglieder unterschiedlicher Meinung über die Art der Versorgung sind.
- Das Personal muss die Bedürfnisse aller Bewohner berücksichtigen. Dies erfordert permanentes Abwägen, welche Prioritäten zu setzen sind, wohingegen die Familie in der Regel zu allererst an die Bedürfnisse des eigenen Angehörigen denkt.
- Familienangehörige sind vielleicht traurig und verzweifelt, weil sich der demenzkranke Mensch verändert. Möglicherweise fühlen sie sich schuldig, weil sie den anderen nicht länger zu Hause versorgen konnten.
- Das Personal fühlt sich eventuell unter Druck, weil die Arbeit in einer Pflegeeinrichtung viel Energie erfordert und oft unterbewertet wird. Erschwerend können andere Belastungen wie Probleme in der eigenen Familie oder in anderen Beziehungen hinzukommen.

Kommunikation ist nicht nur die Art und Weise, wie Mitarbeiter eine Beziehung zu Angehörigen herstellen – so wichtig dies auch ist. Zu ihr gehört auch, wie einladend die Atmosphäre in der Einrichtung ist, wie sehr sich die Leitung für eine Zusammenarbeit mit Familien einsetzt und ob Strukturen vorhanden sind, die Gespräche und Informationsaustausch erleichtern.

Eine gute Kommunikation trägt zu einer positiven Beziehung bei, indem sie jeder Seite hilft, die Sichtweise der jeweils anderen zu verstehen. Sie befähigt die Beteiligten, Probleme zu besprechen und zu lösen und findet auf eine respektvolle Art und Weise statt. Sie erkennt das Wissen von Angehörigen an und beruht auf der Einstellung, dass jede Seite viel von der anderen lernen kann. Eine gute Beziehung verbessert die Qualität der Versorgung, weil sie Angehörige darin unterstützt, ihre Rolle als Fürsprecher des Menschen mit Demenz zu erfüllen und sicherstellt, dass die an der Versorgung beteiligten Mitarbeiter wichtige Informationen erhalten. Gerade diese sind unerlässlich, soll der demenzkranke Mensch individuell betreut und versorgt werden.

Eine gute Kommunikation zwischen Mitarbeitern und Familien beeinflusst sicherlich auch die Qualität der Beziehung zwischen Familien und Bewohnern, deren Beziehung durch die Unterbringung in der Pflegeeinrichtung häufig auf eine Belastungsprobe gestellt wird. Fühlen sich Angehörige wohl in der Einrichtung, dann trägt dies auch dazu bei, die für beide Seiten so wichtige Beziehung zu erhalten. Ist die Qualität der Kommunikation allerdings schlecht, erhöht sich die Belastung für Angehörige eher noch:

> Mir wäre seine Ungepflegtheit peinlich gewesen. Wir alle waren an seinem Geburtstag da – es war wie ein großer Familienausflug – und er sah nicht sehr ordentlich aus dafür, dass er Geburtstag hatte. Keiner von ihnen bemühte sich oder hatte Kuchen bereitgestellt … Wir waren alle da, mit Geschenken und Karten, doch wurde uns noch nicht einmal eine Tasse Tee angeboten.

Das Personal kann die Beziehung zwischen Familien und Bewohnern der Einrichtung dadurch unterstützen, dass es den Bedürfnissen der Angehörigen nach emotionalem Beistand nachkommt und ihnen hilft, eine angenehme, aktive Zeit mit dem anderen zu verbringen – vielleicht durch die Teilnahme an Ausflügen und anderen Aktivitäten (s. Kap. 4).

Das Wohlbefinden des Menschen mit Demenz hängt zum einen entscheidend von den Beziehungen ab, die das Personal zu ihm aufbaut und zum anderen davon, dass die bereits bestehenden Beziehungen zu Angehörigen und Freunden erhalten bleiben. Beide bedürfen der Entwicklung effektiver Kommunikationskanäle zwischen dem Personal und den Familien oder Freunden des Menschen mit Demenz. Tatsächlich ist die Beziehung zwischen Mitarbeitern und Familien ein wichtiger Aspekt der beziehungszentrierten Pflege, und die effektive Umsetzung des Demenzpflegedreiecks (s. Abb. 1, S. 16) ist wesentlicher Bestandteil einer guten Versorgung demenzkranker Menschen in Pflegeeinrichtungen. Hat der Bewohner allerdings keine engen Angehörigen oder Freunde, ist es für die Mitarbeiter noch schwieriger, ihn kennenzulernen, da sie niemanden haben, der die Lücken bezüglich der Lebensgeschichte, Interessen, Erfolge, Sorgen, Vorlieben und Werte des Menschen mit Demenz füllen könnte.

5.2 Wesentliche Elemente von Kommunikation

In jeder Beziehung ist Eindeutigkeit in der Kommunikation zwischen den Gesprächspartnern entscheidend, um Missverständnisse und falsche Wahrnehmungen zu vermeiden. Idealerweise sollten Gespräche bereits vor dem Einzug in die Pflegeeinrichtung stattfinden, denn schon dabei wird deutlich, welche Situation auf die Mitarbeiter zukommt. Sie können hilfreich sein, um Ängste und Sorgen des Angehörigen zu erkennen und ihm Informationen über die Arbeit und Philosophie der Einrichtung zu vermitteln.

5.2.1 Kommunikation zwischen Mitarbeitern und Angehörigen

Kommunikation erfordert Zeit, also muss Zeit für Angehörige in den Arbeitsablauf der Einrichtung eingebaut werden. Angehörige sollten zu Fragen ermutigt werden und nicht das Gefühl haben, das Personal zu belästigen:

> Man muss Zeit für die Angehörigen finden … Wir könnten diese kontinuierliche Kommunikation, dieses Verhältnis, nicht aufrechterhalten, wenn wir nicht die Zeit dazu finden würden. (Mitarbeiter)

Manchmal werden Angehörige als eine zusätzliche Last empfunden, doch müssen Mitarbeiter erkennen, dass der Umgang mit der Familie des Bewohners integraler Bestandteil ihrer Arbeit ist. Eine Einrichtung, die mit guter Qualität wirbt, bietet die «partnerschaftliche Zusammenarbeit mit Familien» als Teil des regulären Schulungsprogramms für ihr Personal an. Sie bezieht Familienangehörige in die Schulung ein, damit die Mitarbeiter die Gelegenheit erhalten, Sichtweisen von Angehörigen kennenzulernen und zu verstehen.

Wichtig ist, dass Angehörige wissen, mit wem sie über ihre Sorgen oder Fragen reden können. In einigen Einrichtungen ist die Leitung der Abteilung oder des Hauses ihr Ansprechpartner, in anderen ist es ein Teammitglied oder eine andere Kontaktperson, die für die Belange des Bewohners zuständig ist. Diese Kontaktperson sollte sich bemühen, eine gute Kommunikation mit der Familie herzustellen. Sie sollte zudem sicherstellen, dass es klare Vereinbarungen hinsichtlich der Zuständigkeit gibt, wenn sie keinen Dienst hat. Solche Vereinbarungen müssen eindeutig formuliert sein. Auf einem Angehörigentreffen in einer Einrichtung beispielsweise fragte der Leiter die zwölf anwesenden Angehörigen, ob sie wüssten, wer ihre Kontaktperson sei. Niemand hob die Hand! Ein Mitarbeiter in einer solchen Funktion braucht zusätzliche Freiräume, in denen er von anderen Aufgaben enthoben ist, um Zeit für Einzelgespräche zu haben. In dieser Zeit kann er vielleicht einen Besuch im Haus des Angehörigen machen, der sich möglicherweise in seiner eigenen Umgebung wohler fühlt als in der Pflegeeinrichtung.

Außerdem sollten Mitarbeiter auch regelmäßigen Kontakt zu Angehörigen pflegen, die weiter weg wohnen oder für die es aus anderen Gründen schwierig ist, zu Besuch zu kommen. Dazu müssen vielleicht andere Kommunikationswege gefunden werden, da ein direktes Gespräch nicht immer möglich ist. Hier kann das Telefon oder der E-Mail-Kontakt von unschätzbarem Wert für Menschen sein, für die Besuche nicht möglich sind.

Ein weiteres, grundlegendes Element einer guten Kommunikation ist – außer Zeit – aufmerksam und mit Respekt vor dem anderen zuhören zu können. Ob ein Angehöriger das Bedürfnis nach emotionaler Unterstützung hat, können Sie nur erkennen, wenn Sie bereit sind, auf unausgesprochene Botschaften, den Tonfall und Ausdruck von Trauer oder Sorge zu achten und das erfassen, was wirklich gesagt wurde. Eine Überprüfung dessen, was der andere gesagt hat und die Sicherstellung, dass die Bedeutung von beiden Seiten gehört und verstanden wurde, mindert das Risiko von Missverständnissen infolge mangelnder Deutlichkeit sowie die Gefahr, dass die eine oder andere Seite Hypothesen aufstellt oder Schlussfolgerungen aus dem zieht, was der andere Gesprächspartner versucht hat auszudrücken. Grundlegend ist der Respekt vor dem anderen, und dieser Respekt kann dadurch demonstriert werden, dass ich mich bemühe, Zeit mit dem anderen zu verbringen und das ernst zu nehmen, was er zu sagen hat. Vertrauen ist etwas schwer Fassbares, das leicht zerbrechen kann. Es erfordert Zeit, um es aufzubauen und kann schnell wieder zerstört werden – durch ein nicht eingehaltenes Versprechen oder durch eine vom anderen nicht gewünschte vertrauliche Mitteilung an Dritte. Ist es einmal zerstört, wird es schwierig, es wieder herzustellen.

In den meisten Einrichtungen müssen Angehörige mit vielen Menschen kommunizieren. Deshalb sollten ihnen neue Mitarbeiter vorgestellt werden und es nicht ihnen selbst überlassen bleiben herauszufinden, wer der andere ist und welche Funktion er hat. Aktuelle und gut sichtbar platzierte Fotos von Mitarbeitern mit Namen und beruflicher Qualifikation können hierbei hilfreich sein. Angehörige sollten auch über Personalveränderungen informiert werden. Wenn Mitarbeiter, die zu den Familien und Bewohnern eine gute Beziehung haben, in Urlaub gehen oder ausscheiden, sollten sie sich von ihnen verabschieden.

5.2.2 Kommunikation innerhalb des Mitarbeiterteams

Auch innerhalb des Mitarbeiterteams ist eine effektive Kommunikation die Voraussetzung dafür, dass Informationen wirklich denjenigen erreichen, der sie benötigt – unabhängig davon, ob dies nun ein Angehöriger oder ein bestimmter Mitarbeiter ist. Um das zu gewährleisten, sollten geeignete Systeme vorhanden sein, die eine direkte Weiterleitung von Informationen sicherstellen. Übergaben beim Schichtwechsel beispielsweise sind sehr wichtig. Hier werden die Mitarbeiter, die mit ihrer Arbeit beginnen, über das informiert, was während der früheren Schicht passiert ist. Auch Teamsitzungen sind wichtige Foren zum Informationsaustausch zwischen Stationsleitung und Mitarbeitern. Innerhalb des Mitarbeiterteams gelten die gleichen grundlegenden Regeln für eine effektive Kommunikation, die schon vorher ausführlich beschrieben worden sind: ausreichend Zeit, aufmerksames Zuhören, deutliche Formulierung, Respekt und Vertrauen. Ohne die Einhaltung dieser Regeln nutzen auch alle Bemühungen einzelner Mitarbeiter um eine gute Beziehung zu Angehörigen nichts, denn diese werden von anderen, denen notwendige Informationen oder Kompetenzen fehlen, zunichte gemacht.

5.3 Informationsaustausch

Für einen effektiven Informationsaustausch reicht es nicht aus, dass man ein Schwarzes Brett hat oder Rundschreiben an Angehörige verschickt. Hier handelt es sich vielmehr um einen wechselseitigen Prozess, den wir nun aus beiden Perspektiven – basierend auf den Ergebnissen unserer europäischen Untersuchungen von Mitarbeitern und Familienangehörigen in Pflegeeinrichtungen – näher beleuchten möchten. Wie bereits erwähnt, verfügen beide Seiten über ein Wissen, von dem die jeweils andere profitieren kann. Der Austausch dieses Wissens ist wesentlicher Bestandteil einer erfolgreichen Partnerschaft – besonders in der Anfangszeit des Menschen mit Demenz in der Pflegeeinrichtung.

5.3.1 Welche Informationen benötigen Mitarbeiter?

Viele Angehörige haben den demenzkranken Menschen häufig über viele Jahre hinweg rund um die Uhr betreut, bevor er in der Pflegeeinrichtung untergebracht wurde. Aufgrund ihrer reichhaltigen Erfahrungen sind sie Experten, was seine

Versorgung und Pflege anbelangt. Sie wissen zum Beispiel höchstwahrscheinlich, durch welche Maßnahmen oder Strategien er zu beruhigen, abzulenken oder zu einer Aktivität zu ermutigen ist. Befragen Mitarbeiter Angehörige über ihre Erfahrungen, erkennen sie ihr Fachwissen innerhalb einer partnerschaftlichen Beziehung an. Nutzen sie es, werden sie besser in der Lage sein, einen flexiblen Pflegeplan zu erstellen, der auf die individuellen Bedürfnisse des Bewohners zugeschnitten ist:

> Dass er verheiratet war und einen Sohn hatte war alles, was wir wussten und was uns mitgeteilt worden war. Wir wussten noch nicht einmal, was er beruflich gemacht hatte. Falls weitere Informationen gesammelt worden sind, so haben wir diese nie zu Gesicht bekommen. (Mitarbeiter)

Jeder Mensch mit Demenz ist einzigartig und von einem Leben voller Erfahrungen, Beziehungen, Entscheidungen und von Zu- oder Abneigungen geprägt. Je mehr Informationen Mitarbeiter über einen Bewohner erhalten, desto persönlicher können sie seinen Pflegeplan gestalten. Doch kommen Menschen mit Demenz häufig erst dann in eine Pflegeeinrichtung, wenn ihre Kommunikationsfähigkeit bereits eingeschränkt ist. Das macht es für Mitarbeiter schwierig, diesen Menschen und seine Bedürfnisse kennenzulernen. Familienangehörige sind deshalb in der Regel eine gute Informationsquelle. Sie können den Mitarbeitern etwas über das Leben des anderen mitteilen. Dieser sollte jedoch trotzdem dazu angeregt werden, so viel wie möglich selbst zu seinem biografischen Profil beizutragen, damit seine eigene Sichtweise nicht ganz verloren geht:

> Kurz bevor meine Frau in das Heim umzog … kam die Stationsleiterin zu uns nach Hause und verbrachte etwa eineinhalb Stunden mit ihr. Sie hielt ihre Hand und versuchte, etwas über sie zu erfahren. Ich dachte, das ist eine wirklich nette Geste, weil sie nun wusste, wer sie war und wer ein paar Tage später ins Haus kommen würde. (Angehöriger)

In der Regel werden Informationen in der Anfangszeit nach dem Einzug oder bei der Erstbeurteilung zusammengetragen. Ideal wäre es jedoch, wenn dies vorher geschehen würde. Sehr hilfreich sind Hausbesuche, die nicht nur dem Informationsaustausch und Kennenlernen dienen, sondern auch einen Eindruck des Versorgungskontextes vermitteln, aus dem der demenzkranke Mensch kommt. Hat der künftige Bewohner einen Betreuer oder Case Manager (Fallmanager), nimmt die Einrichtung Verbindung mit ihm auf, um einen Vorabbesuch zu vereinbaren. Sie sollte auch bei ambulanten Pflegediensten oder anderen Institutionen, mit denen der neue Bewohner Kontakt hatte, Erkundigungen einziehen.

Der Prozess des Kennenlernens hört nicht auf, wenn erste Informationen gesammelt worden sind. Mit der Zeit, wenn sich zwischen Angehörigen und Mitarbeitern Vertrauen entwickelt hat, werden weitere Einzelheiten des Lebens des Bewohners bekannt. Ein derartiges Wissen befähigt die Mitarbeiter nicht nur, ihre Versorgung individuell zu gestalten, sondern hilft ihnen auch, Verhaltensweisen oder Bemerkungen des Bewohners zu verstehen, was wiederum die Kommunikation zwischen beiden verbessert.

Das Sammeln von Informationen trägt auch dazu bei, die Familie des Bewohners besser kennenzulernen und die Art der Beziehungen zwischen dem Menschen mit Demenz und seinen Angehörigen zu verstehen. Die Mitarbeiter sollten besonders darauf achten, wie viel die Familie bereits über Demenz weiß, in welchem Kontext die Versorgung bisher stattgefunden hat und wie sich die Demenz des Angehörigen auf die Familie auswirkt. Mit einem solchen Wissen ausgestattet, sind sie besser in der Lage, diese wichtigen Beziehungen zu unterstützen:

> An Geburts- und Hochzeitstagen sorgten sie dafür, dass meine Mutter eine Karte für meinen Vater hatte … Dinge, die für beide wichtig gewesen sind. Sie achteten darauf, dass sie etwas vorbereitet hatte, um diesen Tag zu würdigen. (Angehöriger)

Eine wesentliche Voraussetzung dafür, dass biografische Informationen über den Bewohner berücksichtigt werden können, ist ein effektives Dokumentationssystem, zu dem das zuständige Personal Zugang hat. Alle notwendigen Informationen über die persönlichen Bedürfnisse (z. B. Ernährung, abendliche Gewohnheiten) sollten an die zuständigen Stellen (Pflege, Küche) weitergeleitet werden.

Niemals sollte man vergessen, warum Informationen über das Leben eines Bewohners gesammelt und dokumentiert werden. Hier handelt es sich nicht um eine Akte mit privaten oder intimen Details, die der Mensch, um den es geht, wohl so nicht gewollt hätte, sondern um Informationen, die die Kommunikation erleichtern und der individuellen Gestaltung des Pflegeplans dienen. Wie bereits im vorhergehenden Kapitel erwähnt, kann der Bewohner mit seiner Familie ein Album mit seiner Lebensgeschichte gestalten. Dies ist eine gute Möglichkeit, Aspekte, die gern mitgeteilt werden, herauszustellen und eignet sich auch hervorragend für neue Mitarbeiter, um etwas über den Bewohner zu erfahren. Diese können sich mit ihm zusammensetzen und das Album mit ihm gemeinsam betrachten. Ein solches Dokument der Lebensgeschichte kann Bilder und Texte über bedeutende Ereignisse, Funktionen und Menschen im Leben des Bewohners enthalten. Es vermittelt dem Mitarbeiterteam nicht nur wertvolle Informationen über den Menschen mit Demenz, sondern dient auch dem Zweck der Erinnerung und ist eine ausgezeichnete Kommunikationshilfe. Um zu vermeiden, dass

Dokumente verloren gehen, sollten eher Kopien von Fotos, Zeitungsausschnitten oder anderem Material verwendet werden. Einige Angehörige sind glücklich, wenn sie ein solches Album erstellen dürfen und benötigen nur wenig Anleitung von den Mitarbeitern. Bei anderen wiederum müssen eventuell die Mitarbeiter initiativ werden.

Der Respekt vor vertraulichen Informationen ist entscheidend, wenn sich Beziehungen positiv entwickeln und Vertrauen erhalten werden soll. Das Ausplaudern intimer Details aus dem Leben eines Bewohners ist sowohl innerhalb als auch außerhalb der Einrichtung unakzeptabel. Gerade in kleinen ländlichen Gemeinden, in denen sich Mitarbeiter und Bewohner vielleicht schon viele Jahre gekannt haben, bevor letzterer in die Pflegeeinrichtung gezogen ist, und in denen das Leben von Mitarbeitern, Bewohnern und Familien miteinander verwoben sein kann, ist der verantwortungsbewusste Umgang mit vertraulichen Informationen besonders wichtig.

5.3.2 Welche Informationen benötigen Angehörige?

5.3.2.1 Informationen über die Einrichtung

In der Zeit nach dem Einzug des Menschen mit Demenz in die Pflegeeinrichtung machen sich Angehörige häufig Sorgen, wie sich die Situation entwickeln wird. Dies wird noch durch die Fremdheit der Umgebung und Strukturen, die dort herrschen, verstärkt. Die daraus resultierende Unsicherheit kann dazu führen, dass Angehörige noch mehr das Gefühl haben, die Kontrolle über das, was passiert, zu verlieren. Daher ist die erste Aufgabe der Mitarbeiter, ihnen dabei zu helfen, sich an die neue Umgebung zu gewöhnen, ihnen die Räumlichkeiten zu zeigen und ihnen andere Kollegen und Bewohner vorzustellen.

Angehörige müssen auch über die Besuchsregelungen, über die Art und Weise ihrer weiteren Einbindung in die Betreuung und in Entscheidungsprozesse etc. informiert werden (s. Kap. 4). Falsche Vorstellungen und Missverständnisse sollten erkannt und besprochen werden. Die Mitarbeiter sollten sich Zeit nehmen, um praktische Informationen zu geben, Fragen zu beantworten und beruhigend einzuwirken. Informationen über den Tagesablauf, die Leitlinien und Aktivitäten der Einrichtung sowie andere relevante Themen sollten in einer einfachen Broschüre festgehalten und künftigen Bewohnern und Familien ausgehändigt werden. Eine regelmäßige Überprüfung und Aktualisierung zur Erfassung jedweder Veränderungen ist selbstverständlich. Außerdem sollten Angehörige die Möglichkeit haben, sich zu dem Informationsmaterial äußern zu können, denn ihr Feedback trägt dazu bei, es künftig leserfreundlicher und leicht verständlich zu verfassen.

Es ist von Vorteil, wenn Familien verschiedene Pflegeeinrichtungen besichtigen und sich ein Bild von den verschiedenen Institutionen machen, bevor sie eine Entscheidung fällen. Angehörige könnten ein Haus beispielsweise mehrmals zwanglos besuchen und mit den Familien der Bewohner in Kontakt gebracht werden, bevor sie sich entscheiden, in welches Haus der demenzkranke Mensch einziehen soll. Je mehr sie über die verschiedenen Institutionen in Erfahrung bringen, desto höher ist die Wahrscheinlichkeit, dass die gewählte Einrichtung ihre Erwartungen und die Bedürfnisse des Menschen mit Demenz erfüllt. Dieser Prozess gibt ihnen das Gefühl, eine gewisse Kontrolle bei der Entscheidungsfindung zu haben.

Angehörige von Bewohnern (oder künftigen Bewohnern) und auch der Betroffene selbst haben immer mehr Zugang zu Untersuchungsberichten wichtiger Kontrollinstanzen. Sie sollten dazu aufgefordert werden, diese zu lesen, bevor sie eine Entscheidung fällen, damit sie zusätzlich zu ihren eigenen, subjektiven Eindrücken eine unabhängige Meinung erhalten. Doch muss hier auch erwähnt werden, dass die Unterbringung in einer Pflegeeinrichtung häufig in Krisensituationen erfolgt – dann, wenn eine Entscheidung sehr schnell getroffen werden muss und es keine Gelegenheit für die Familie gibt, sich mehrere Einrichtungen anzusehen.

5.3.2.2 Informationen über Demenz

Es kann auf Angehörige sehr abschreckend wirken, wenn sie andere Bewohner sehen, deren Demenz schon weiter fortgeschritten ist. Sie sind dann häufig besorgt darüber, was wohl auf sie selbst zukommt, wenn sich ihr Partner, Elternteil oder Freund weiter verändert. Fragen, inwieweit ein Fortschreiten von Beeinträchtigung und Behinderung unvermeidbar ist, tauchen auf. Einige Angehörige verstehen sehr gut, was Demenz bedeutet und wie unterschiedlich sie in Erscheinung treten kann, andere hingegen benötigen weitere Informationen. Hier sind wieder die Mitarbeiter der Einrichtung gefragt. Sie können über Demenz informieren und Fragen beantworten. Dazu müssen sie selbst gut geschult sein. Des Weiteren können sie auch andere Informationsquellen aufzeigen, wozu Bücher, Broschüren, Organisationen (z. B. Alzheimer Gesellschaft) oder von anderen Angehörigen initiierte Hilfsprogramme zählen. Sich Wissen über Demenz anzueignen kann es leichter machen, mit möglichen Veränderungen in der Zukunft umzugehen. Doch müssen manchmal auch die Mitarbeiter stattfindende Veränderungen erklären und Angehörigen dabei helfen, diese zu verstehen und zu akzeptieren.

Gespräche mit Familienangehörigen sollten ehrlich, sachlich und doch einfühlsam geführt werden. Gerade im Endstadium von Demenz haben Angehörige einen hohen Informationsbedarf. Hierbei funktioniert die Kommunikation zwischen ihnen und den Mitarbeitern am besten, wenn ihre Beziehung gut und stabil ist. Manchmal benötigen Familien auch Unterstützung bei der Vorbereitung auf den nahenden Tod des Menschen mit Demenz. Fragen zum Umgang mit Sterben und Tod in Pflegeeinrichtungen werden in Kapitel 6 detaillierter besprochen.

5.3.2.3 Informationen über den Zustand und über Aktivitäten des Bewohners

Ein wichtiger Aspekt der Informationsvermittlung ist, Angehörige über das auf dem Laufenden zu halten, was in der Einrichtung passiert. Dabei sollten sie natürlich über jede bedeutende Veränderung im Gesundheitszustand oder Befinden des Bewohners informiert werden, wobei es Unterschiede hinsichtlich dessen gibt, was Angehörige als «bedeutend» empfinden. Diese Unterschiede müssen jedoch respektiert werden. Einige schätzen es, häufig informiert zu werden, anderen reicht es, nur bei größeren Veränderungen kontaktiert zu werden, wobei es hierbei eine große Rolle spielt, wie häufig Besuche stattfinden und wie eng der Kontakt ist. Wichtig ist natürlich, dass sie nicht selbst, ohne vorher informiert worden zu sein, entdecken müssen, dass der Bewohner gestürzt ist, eine Infektion hat oder seine Medikamente geändert wurden.

Angehörige möchten eventuell auch über Aktivitäten, an denen der Bewohner seit ihrem letzten Besuch teilgenommen hat, oder über positive Begebenheiten, die sich ereignet haben, informiert werden – unabhängig davon, wie geringfügig diese auch sein mögen. Es hilft ihnen, sich weiterhin als zugehörig zum Leben des anderen zu fühlen und macht Besuche oft einfacher, weil es Themen gibt, über die sie reden können. Wie bereits erwähnt, sollten Familien auch über bevorstehende Aktivitäten wie Ausflüge, gemeinsames Kaffeetrinken oder Angehörigentreffen informiert werden, um die gute Verbindung zwischen ihnen, den Mitarbeitern und den Bewohnern zu erhalten.

5.3.2.4 Informationen zur Integration von Angehörigen

Pflegeeinrichtungen sollten Angehörige darüber informieren, welche Bedeutung ihre Mitwirkung innerhalb des Hauses hat und wie entscheidend ihr Beitrag für Mitarbeiter ist. Wichtige Informationen sollten schriftlich erfasst werden und für alle zugänglich sein. Dazu zählen:

- Telefonnummern von Kontaktpersonen
- Auskünfte über die vorwiegend an der Betreuung und Versorgung des Bewohners beteiligten Mitarbeiter
- Zeit- und Treffpunkte von Selbsthilfegruppen oder anderen Zusammenkünften von Angehörigen
- Kontaktadressen wichtiger Organisationen wie der Alzheimer Gesellschaft, bei denen sie telefonisch beraten werden und weitere Auskünfte erhalten.

Grundlegend ist die Gewichtung von Angehörigen, denn sie haben eine bedeutende Stimme innerhalb der Organisation einer Pflegeeinrichtung.

5.4 Unterstützende Kommunikation

Jeder Mensch benötigt von Zeit zu Zeit die Unterstützung anderer. Ganz besonders aber gilt dies für diejenigen, die an der Betreuung und Versorgung von Menschen mit Demenz beteiligt sind. Angehörige benötigen Unterstützung dabei, ihre Beziehung zu dem demenzkranken Menschen aufrechtzuerhalten, wenn dieser in einer Pflegeeinrichtung lebt, und mit den emotionalen Auswirkungen dieser neuen Phase als Betreuungsperson umzugehen. In diesem Abschnitt zeigen wir Möglichkeiten auf, wie ihnen die benötigte Zuwendung gewährleistet werden kann. Doch sind es nicht nur die Familien, die auf Hilfe bei der Bewältigung ihrer Probleme angewiesen sind. Auch die Mitarbeiter selbst brauchen Unterstützung, um die Anforderungen, die ihre Arbeit an sie stellt, zu bewältigen. Auf ihre Bedürfnisse gehen wir in Kapitel 7 näher ein.

5.4.1 Angebot emotionaler Unterstützung

> Ich kam mit der Situation nicht mehr klar und brachte sie ins Pflegeheim. Doch das, was mich anfangs am meisten bedrückte, waren meine Schuldgefühle. Ich fragte mich immer wieder, ob ich genug getan hatte und ob ich nicht doch hätte weitermachen sollen. Ich empfand nicht sofort Erleichterung und hatte nicht das Gefühl, dass die Last der Welt von meinen Schultern genommen worden war. Meine Schuldgefühle blendeten das alles aus. (Angehörige)

Im Gegensatz zur gängigen Meinung verschwinden die Probleme und Sorgen von Angehörigen nicht sofort, wenn der demenzkranke Mensch in eine Pflegeeinrichtung zieht. Tatsächlich müssen sich die Mitarbeiter darüber im Klaren sein, dass sie in der Anfangszeit noch zunehmen. Sicherlich sind Angehörige auch etwas erleichtert darüber, dass der andere nun die Versorgung und Pflege erhält, die sie daheim nicht mehr länger gewährleisten konnten. Doch erleben sie durchaus oft eine Reihe negativer Gefühle wie Betroffenheit, Trauer, Einsamkeit, Wut und Schuld, weil sie den Menschen mit Demenz im Stich gelassen haben. Einige machen sich Sorgen darüber, ob er von den Pflegekräften gut versorgt wird. Vielleicht fühlen sie sich auch hilflos und haben Angst, die Kontrolle über das, was geschieht, zu verlieren. Diejenigen, die hauptsächlich die Versorgung und Betreuung des Menschen mit Demenz übernommen hatten, sind vielleicht auch an einem Punkt angelangt, an dem sie völlig erschöpft sind und von außen nur wenig Unterstützung erfahren.

Mitarbeiter in Pflegeeinrichtungen sollten auf solche Gefühle von Schuld und Anspannung achten und damit sehr einfühlsam umgehen, auch wenn sie sich manchmal in Wut oder Vorbehalten ihnen gegenüber ausdrücken. Wichtig ist, dem Angehörigen gegenüber ruhig und klar zu bleiben und ihm die Sicherheit zu geben, dass er nicht versagt hat. Ein solcher Rückhalt kann in dieser schwierigen Zeit von grundlegender Bedeutung sein:

> Die Probleme in den ersten Monaten, nachdem er weg war und all die Dinge, über die ich unglücklich war – ich bin sicher, die ganze Situation wurde noch schlimmer, weil ich mich so schuldig fühlte. Ich dachte, ich hätte ihn im Stich gelassen. (Angehörige)

Es gibt aber auch Angehörige, die diese negativen Gefühle nicht erleben. Gründe dafür können sein, dass die Beziehung zwischen ihnen und dem Menschen mit Demenz vorher nicht gut war. Daher sollten Mitarbeiter nicht automatisch davon ausgehen, dass sich alle Angehörigen schuldig fühlen.

Meist baut die Familie im Laufe der Zeit eine Beziehung zu denjenigen auf, die den Menschen mit Demenz nun versorgen. Ältere Ehepartner, die ihre Angelegenheiten als privat betrachten, fühlen sich jedoch manchmal unwohl dabei, familiäre Probleme mit «Außenstehenden» zu besprechen. Deshalb sollten Mitarbeiter immer im Blick haben, dass Angehörige unterschiedlich empfinden und nicht alle bereit sind, persönliche Gefühle mit ihnen zu besprechen und nicht alle den gleichen emotionalen Beistand benötigen. Eine Kontinuität in der personellen Besetzung und ein effektives System der Bezugspflege oder der Primären Pflege (Mischo-Kelling, 2007) ehrenamtlich Tätiger sind einer unterstützenden Beziehung jedoch sicherlich zuträglich.

Jedes Familienmitglied reagiert anders auf den Einzug des demenzkranken Menschen in eine Pflegeeinrichtung, und das Personal sollte sich die Zeit nehmen danach zu fragen, wie sich der Einzelne mit der veränderten Situation fühlt. Ehepartner empfinden den Verlust ihres Partners oft stark – insbesondere dann, wenn sie das erste Mal, seitdem sie verheiratet sind, alleine leben. Gerade sie brauchen das Gefühl, willkommen zu sein und vor allem in den ersten Wochen so viel Zeit wie sie möchten mit ihrem Partner verbringen zu können. Ein starkes Erleben von Einsamkeit ist in dieser Zeit nicht ungewöhnlich.

Erwachsene Kinder von Menschen mit Demenz – und hier vor allem Töchter – haben manchmal das Gefühl, ihre Eltern im Stich gelassen zu haben. Vielleicht gibt es auch Konflikte zwischen den Geschwistern, weil nicht alle mit der Entscheidung einer Unterbringung in einer Pflegeeinrichtung einverstanden waren. Hier müssen die Mitarbeiter möglicherweise zwischen den Parteien vermitteln und jedem zusprechen, diese Veränderung im Leben des Elternteils zu akzeptieren. Angehörige, die sich sehr erschöpft fühlen, möchten sich vielleicht für eine Weile aus der Verantwortung zurückziehen. Sie sollten das Gefühl haben, dass dies akzeptiert wird und dass sie sich dann wieder einbringen können, wenn sie sich dazu bereit fühlen.

Besuche in der Pflegeeinrichtung können für Angehörige sehr deprimierend sein, weil sie mit ansehen müssen, wie sich der Zustand des Menschen mit Demenz verschlechtert und seine Fähigkeiten immer mehr nachlassen. Besonders schmerzhaft ist es, wenn er den Angehörigen nicht mehr erkennt. Es kann bei Besuchen auch problematisch sein, mit dem Verhalten des anderen umzugehen. Für viele Angehörige ist es eine traurige Erfahrung, das Fortschreiten von Demenz und Behinderung mit ansehen zu müssen und nichts dagegen tun zu können. Mitarbeiter, denen sie in privater Atmosphäre ihr Herz ausschütten können, sind für verzweifelte Angehörige oft ein großer Trost. In einer guten Einrichtung bieten sie Angehörigen regelmäßig die Möglichkeit, am Ende ihres Besuchs mit ihnen zu sprechen. Sie fragen, ob alles in Ordnung ist, bieten ihnen eventuell eine Tasse Tee an und geben ihnen die Möglichkeit zu reden, wenn sie Sorgen haben. Zudem können sie Kontakte zu Beratungs- oder anderen Anlaufstellen herstellen, wenn dies erforderlich ist.

Wichtig ist natürlich auch, Angehörigen nicht gedankenlos zusätzliche emotionale Lasten aufzubürden. Es kann für sie beispielsweise sehr schockierend sein, wenn sie erleben müssen, dass Mitarbeiter respektlos mit den Bewohnern umgehen, dass sie sie ignorieren, mit ihnen in der «Babysprache» sprechen oder sie anschreien, weil sie offensichtlich voraussetzen, dass sie taub sind. Solche Geschehnisse können die eigenen Schuldgefühle noch verschlimmern.

Behutsamkeit ist dann angebracht, wenn Angehörige über Vorfälle informiert werden, bei denen sich der demenzkranke Mensch unangemessen verhalten hat.

Wenn er beispielsweise gegenüber einem Mitarbeiter oder einem anderen Bewohner aggressiv war, ist es nicht ungewöhnlich, dass sich der Angehörige stellvertretend für den anderen schuldig fühlt. Möglicherweise hat er auch Angst, dass die Einrichtung ihn ablehnt, wenn er sich «schlecht benimmt» und dann eine andere Unterkunft gefunden werden muss. Diese Befürchtungen beruhen möglicherweise darauf, dass einige Einrichtungen tatsächlich bestimmte Verhaltensweisen als über ihre Kompetenzen und Fähigkeiten hinausgehend betrachten.

Eine konstruktive Möglichkeit, mit derartigen Situationen umzugehen, wäre die, den Vorfall dem Angehörigen gegenüber in einer Rat suchenden Art und Weise zu schildern und danach zu fragen, ob sich ein solcher Vorfall schon früher ereignet hat und wenn ja, ob er weiß, wie man damit umgehen und solche Vorkommnisse verhindern kann. Indem anerkannt wird, dass eine Reihe von Ursachen für derartige Geschehnisse verantwortlich sein können – wozu auch die Herangehensweise von Mitarbeitern, körperliche Beschwerden oder Folgen der Demenz zählen können – kann man dem Angehörigen das Gefühl nehmen, persönlich verantwortlich zu sein. In einem Gespräch können Ängste und Sorgen offen besprochen werden. Hier bietet sich die Gelegenheit, ihm die Unterstützung zu gewähren, die er benötigt.

Für viele Angehörige hängt ihr eigenes Wohlbefinden vom Zustand des Menschen mit Demenz ab. Hat dieser einen guten Tag, ist er auch für sie gut und umgekehrt. Wenn sich Angehörige barsch verhalten, dann könnte ein Grund dafür sein, dass der andere an dem Tag krank war, Schmerzen hatte oder dass ein neues Problem aufgetreten ist. Von entscheidender Bedeutung ist, die komplexe Beziehung zwischen dem Wohlbefinden des Bewohners und dem ihrer Angehörigen zu erkennen:

> Der Besitzer des Hauses, in dem meine Mutter untergebracht war, war klasse. Wenn er gesehen hat, dass ich ein betrübtes Gesicht machte, kam er sofort, legte mir den Arm um die Schultern und sagte: «Kommen Sie, wir trinken eine Tasse Tee und reden.» oder etwas in der Art. Das war sehr, sehr gut. Und natürlich war ich dann freundlicher gegenüber den anderen Mitarbeitern. Vor allem in den letzten Lebensmonaten meiner Mutter waren sie großartig. Es war so schlimm … Und immer kam jemand ins Zimmer, wenn ich da war, der schaute, ob es mir gut ging und der sich zu mir setzte, um mit mir zu reden. Ich fühlte mich von ihnen sehr unterstützt. (Angehörige)

Menschen, die besonders schwierige Situationen erleben, finden es häufig hilfreich, mit anderen zu sprechen, die sich in einer ähnlichen Situation befinden. Daher können Kontakte mit den Angehörigen anderer Bewohner sehr hilfreich sein, um Erfahrungen auszutauschen, über Gefühle zu sprechen und sich gegenseitig Tipps zu geben, wie man bestimmte Probleme lösen kann. Sie mindern aber auch das Gefühl, bei Besuchen «Außenseiter» zu sein. Auf diese Weise entstandene Freundschaften werden gerade von denjenigen dankbar aufgenommen, die sich vielleicht nach Jahren der häuslichen Betreuung des Menschen mit Demenz sozial isoliert fühlen. Mitarbeiter können hier Kontakte herstellen, indem sie Besucher einander vorstellen oder Treffen zwischen Angehörigen organisieren. Einige Einrichtungen bieten Selbsthilfegruppen für Angehörige an und geben Familien damit die Möglichkeit zusammenzukommen, gemeinsame Themen zu besprechen und Kontakte zu knüpfen. Eine solche Plattform eignet sich auch, um Familien über Demenz zu schulen. Alternativ oder zusätzlich dazu können Mitarbeiter Verbindungen zu externen Gruppen oder Organisationen herstellen. Einige von diesen erkannten die besondere Bedeutung der Probleme von Familien und boten Programme zur Unterstützung von Angehörigen an, die nach der Unterbringung des Menschen mit Demenz in einer Pflegeeinrichtung große Schwierigkeiten hatten.

Wichtige Elemente einer jeden guten Beziehung sind gegenseitiger Respekt und Wertschätzung. Gerade in der Beziehung zwischen Mitarbeitern und Angehörigen können diese beiden Komponenten einen Einfluss darauf haben, wie zufrieden letztere mit der Art ihrer Mitwirkung bei der Versorgung des Bewohners sind, denn sie brauchen das Gefühl, dass ihre Besuche, ihr Interesse und ihr Einsatz von den Mitarbeitern geschätzt werden, weil sie von dem Menschen mit Demenz selbst möglicherweise wenig positive Rückmeldung erhalten. Sie brauchen auch die Sicherheit, dass ihre Meinung von Bedeutung ist. Fühlt sich ein Angehöriger nicht respektiert, so wirkt sich dies nachteilig auf seine Gemütslage aus:

> Wenn ich ihnen sagte, wie er etwas Bestimmtes zu Hause mochte, widersprachen sie mir. Es war, als wenn die fünf Jahre meiner Fürsorge nicht wirklich zählten … Ich kannte seine kleinen lustigen Gesten … Ich wusste, wenn er etwas Bestimmtes tat – er sprach nicht – warum er das tat und versuchte, ihnen das verständlich zu machen, doch es war so, als wollten sie sagen: «Oh, wir sind die Profis, wir wissen, was wir tun». (Angehörige)

5.5
Umgang mit Anliegen, Kritik und Konflikten

> Jede kleine Sache beunruhigte mich und wenn ich zur Stationsleitung ging, stellte sie es so dar, als sei es mein Fehler. Deshalb gerieten wir manchmal

aneinander. Doch jetzt hat sich die Situation beruhigt – ich akzeptiere, was sie mir sagt und sie akzeptiert alles, was ich mache. (Angehörige)

Soll Kommunikation effektiv sein, ist aufmerksames Zuhören erforderlich. Eine gute Pflegeeinrichtung begrüßt deshalb Anregungen von Angehörigen und geht positiv mit ihren Anliegen und mit Kritik um. Hier hören Mitarbeiter aufmerksam zu. Die Angehörigen selbst brauchen allerdings auch den Mut, um mit den Mitarbeitern über ihre Anliegen zu sprechen. Es ist immer besser, rechtzeitig Lösungen für Probleme zu finden, sonst werden am Ende aus kleinen eher größere Probleme. Reagieren die Mitarbeiter allerdings defensiv auf das, was Angehörige sagen, dann sind letztere aus Angst vor negativen Konsequenzen für den Bewohner eher zurückhaltend. Die Unfähigkeit zu Offenheit und einer konstruktiven Form, Probleme zu besprechen, wirkt sich schädigend auf die Beziehung zwischen Mitarbeitern und Angehörigen aus. Bei größeren Schwierigkeiten sollte es natürlich eine klare Regelung dafür geben, wie mit Beschwerden umgegangen wird.

Wünschenswert ist auch, dass die Pflegeeinrichtung offen für die Anliegen von Mitarbeitern ist, wenn diese Kritik an der Qualität der Pflege üben. Das Personal äußert sich jedoch oft nicht – aus Angst, den Arbeitsplatz zu verlieren. Doch ist seitens der Leitung auch in solchen Fällen eine positive Handhabung wünschenswert, denn sie sollte wissen, dass eine Pflege, die den vereinbarten Standards nicht entspricht, auf lange Sicht nicht im besten Interesse der Einrichtung sein kann. Die Kritik von Mitarbeitern und Angehörigen sollte als Chance betrachtet werden, die Versorgung zu verbessern.

Manchmal kommt es zu erheblichen Meinungsverschiedenheiten oder Interessenskonflikten. So kann es zum Beispiel sein, dass Mitarbeiter meinen, Angehörige handelten nicht im besten Interesse des Menschen mit Demenz oder dass Angehörige meinen, die Bedürfnisse des Bewohners und ihre eigenen Interessen würden nicht berücksichtigt. Auch innerhalb von Familien kann es zu Konflikten oder Meinungsverschiedenheiten kommen. Vielleicht sind einzelne Familienmitglieder nicht damit einverstanden, dass der demenzkranke Mensch in einer Pflegeeinrichtung untergebracht wurde oder sind unterschiedlicher Meinung darüber, was seine Versorgung in der Einrichtung anbelangt. In solchen Fällen müssen Mitarbeiter oft die Kommunikation und Verhandlungsbereitschaft innerhalb der Familie unterstützen – vielleicht schon vor dem Einzug des Menschen mit Demenz in die Einrichtung. Eventuell muss auch eine Familienkonferenz einberufen werden, wenn Konflikte innerhalb der Familie oder zwischen Angehörigen und Mitarbeitern auftreten. Heute gibt es auch spezielle Fürsprecherdienste, die in solchen Situationen helfen können. Obwohl es für derartige Probleme oft keine einfachen Lösungen gibt, würden diese ohne eine offene Kommunikation eskalieren und noch schwieriger zu lösen sein.

Einige Einrichtungen organisieren Angehörigentreffen, bei denen Probleme mit Mitarbeitern und der Leitung des Hauses besprochen werden können. Bei einer solchen Zusammenkunft können Angehörige in entspannter Atmosphäre und ohne Bedenken Kritik äußern und sich an Entwicklungs- oder Veränderungsprozessen beteiligen. Manchmal finden diese Treffen mit und manchmal ohne Anwesenheit von Mitarbeitern statt. Derartige Treffen sind jedoch von Selbsthilfegruppen zu unterscheiden, die dem unterschiedlichen, jedoch genauso wichtigen Zweck dienen, Angehörige im Umgang mit den Auswirkungen der Unterbringung eines Menschen mit Demenz in einer Pflegeeinrichtung zu unterstützen.

In Pflegeeinrichtungen, die von Wohlfahrtsorganisationen getragen werden, sind Angehörige manchmal im Vorstand vertreten und haben dort eine wichtige Stimme. Generell ist jedoch die einfachste Möglichkeit, sowohl Angehörigen als auch Mitarbeitern die Gelegenheit zur Äußerung von Wünschen oder Kritik zu geben die, einen Kasten für Anregungen und Vorschläge aufzustellen. Die wichtigste Rolle im Umgang mit Kritik kommt jedoch der Leitung einer Pflegeeinrichtung zu. Es ist ihre Aufgabe, die Anliegen von Angehörigen ernst zu nehmen und schwerwiegenden Problemen oder größeren Beschwerden so weit wie möglich vorzubeugen.

5.6 Fazit

Eine gute Kommunikation ist von entscheidender Bedeutung für die Entwicklung und den Erhalt einer starken, positiven Beziehung zwischen Mitarbeitern von Pflegeeinrichtungen und Angehörigen, denn diese ist das zentrale Element der beziehungszentrierten Pflege. So wie an allen anderen Beziehungen auch, muss auch an dieser gearbeitet werden. Dazu zählt, dass Mitarbeiter Familienangehörigen zuhören, ihre Sichtweise ernst nehmen, mit ihnen Informationen austauschen und sowohl ihr Fachwissen als auch ihren Informationsbedarf anerkennen. Rückhalt und Zuspruch sind dann erforderlich, wenn Angehörige Hilfe benötigen, mit den emotionalen Belastungen ihrer Situation fertig zu werden. Mitarbeiter sollten in Gesprächen mit Familien offen sein und eine positive Haltung einnehmen, denn nur so können sie Angehörige dazu ermutigen, ihre Meinung oder Kritik zu äußern, ihre Anliegen und Sorgen vorzutragen oder Vorschläge zu machen. Die nun folgende Checkliste (s. Kasten 5.1) eignet sich zur Überprüfung von Kommunikationssystemen in Pflegeeinrichtungen.

Kasten 5.1

Checkliste zur Überprüfung der Kommunikationssysteme in Pflegeeinrichtungen

Kann eine der folgenden Fragen mit «nein» beantwortet werden, sollten Lösungen gefunden werden:

Werden Angehörige vor der Unterbringung des Menschen mit Demenz ausreichend über die Pflegeeinrichtung informiert?

Erhalten Angehörige Informationen über die Leitlinien, Praktiken und Aktivitäten der Einrichtung?

Sind schriftliche Informationen genau und aktuell?

Werden Angehörige routinemäßig nach Hintergrundinformationen über den Menschen mit Demenz befragt?

Kennen und verwerten die für den Menschen mit Demenz zuständigen Mitarbeiter diese Informationen?

Wissen Angehörige, mit wem sie über die Versorgung des Bewohners sprechen können?

Können Angehörige bei ihren Besuchen Mitarbeiter ansprechen, um Informationen über den Menschen mit Demenz zu erhalten?

Haben Angehörige das nötige Vertrauen, um Sorgen oder Bedenken Mitarbeitern gegenüber zu äußern?

Können Mitarbeiter offen und konstruktiv mit den Sorgen und Bedenken von Angehörigen umgehen?

Verfügt die Einrichtung über ein Forum, innerhalb dessen sich Mitarbeiter und Angehörige treffen können, um gemeinsame Anliegen zu besprechen?

Kennen Angehörige und Mitarbeiter die Regelungen zum Umgang mit Beschwerden?

Haben Angehörige die Möglichkeit, sich mit Familien anderer Bewohner zu treffen?

Erhalten Angehörige bei ihren Besuchen Unterstützung von den Mitarbeitern?

Sind Mitarbeiter in der Beratung von Angehörigen geschult?

Fühlen sich Angehörige für ihre Mitwirkung an der Versorgung des Menschen mit Demenz geschätzt und anerkannt?

5.7 Die wichtigsten Punkte

- Mitarbeiter in Pflegeeinrichtungen benötigen Informationen über den Menschen mit Demenz, damit sie seine Betreuung und Versorgung individuell gestalten können.
- Familienangehörige wissen viel über den Menschen mit Demenz und können jede von ihm selbst gegebene Information ergänzen.
- Angehörige, die den Menschen mit Demenz vor seiner Unterbringung in der Pflegeeinrichtung versorgt haben, verfügen über viel Erfahrung und Wissen. Von ihren Kompetenzen können die Mitarbeiter profitieren.
- Angehörige benötigen klare Informationen über die Pflegeeinrichtung und ihre Leitlinien, um Missverständnisse zu vermeiden.
- Einige Angehörige benötigen Informationen über Demenz.
- Angehörige möchten weiterhin am Leben des Menschen mit Demenz teilhaben. Daher sollten sie von den Mitarbeitern über seinen Zustand und seine Aktivitäten auf dem Laufenden gehalten werden.
- Mitarbeiter sollten sensibel mit den Ängsten und Sorgen von Angehörigen umgehen.
- Angehörige von Bewohnern in Pflegeeinrichtungen können sich gegenseitig unterstützen.
- Sowohl Mitarbeiter als auch Angehörige benötigen Anerkennung für das, was sie leisten.

- Eindeutige und effektive Kommunikationswege sind Voraussetzung für einen reibungslosen Informationsaustausch zwischen Mitarbeitern und Angehörigen.
- Angehörige und Mitarbeiter sollten wissen, wie mit Beschwerden verfahren wird.
- Eine Pflegeeinrichtung sollte Angehörige und Mitarbeiter dazu ermutigen, Probleme und Anliegen in einer konstruktiven Weise mit der Leitung zu besprechen.
- Wenn es zwischen Familienangehörigen Konflikte bezüglich der Versorgung des Menschen mit Demenz gibt, ist es manchmal Aufgabe der Mitarbeiter, hier zu vermitteln.

6 Endstadium von Demenz und Integration von Angehörigen

In diesem Kapitel beschäftigen wir uns schwerpunktmäßig mit dem Endstadium von Demenz, das sowohl für den Menschen mit Demenz selbst als auch für Angehörige und Mitarbeiter häufig mit vielen Problemen und menschlichem Leid verbunden ist. Gerade in dieser schwierigen Zeit hat eine gute Kommunikation zwischen Angehörigen und Mitarbeitern einen hohen Stellenwert und erfordert noch mehr Aufmerksamkeit als zuvor. Wir stellen die Bedeutung einer rechtzeitigen und geeigneten Weitergabe von Informationen heraus und zeigen Wege auf, wie Familien in Übereinstimmung mit den Wünschen des demenzkranken Menschen in Entscheidungsfindungsprozesse einbezogen werden können, wobei alle Informationen, die aus einer Patientenverfügung oder anderen Willenserklärungen des Menschen mit Demenz hervorgehen, berücksichtigt werden. Wir beschreiben einen familienzentrierten Ansatz, der die Integration und Mitwirkung von Angehörigen herausstellt und unter dem all die genannten Aspekte betrachtet werden.

6.1 Einführung

Der Tod ist unvermeidlicher Teil unseres Lebens. Für einen Menschen mit Demenz, der in einer Pflegeeinrichtung lebt, kann die letzte Lebensphase mit vielen verschiedenen Problemen einhergehen. Dazu können Immobilität, Schmerzen, Schluckstörungen, Kurzatmigkeit, Dehydratation, Obstipation, Inkontinenz und Infektionen zählen, aber auch der permanente Kampf, die Außenwelt zu verstehen und mit ihr zu kommunizieren und zu interagieren. Einige leben in einer Welt, die auf die Größe des Bettes und den Blick aus dem Kopfkissen zusammengeschrumpft ist.

Für Angehörige ist diese Lebensphase eine Zeit, die von vielen verschiedenen Gefühlen geprägt sein kann. Diese zeigen sich in:

- Erleichterung und Trost darüber, dass der geliebte Mensch nun von seinem Leid erlöst wird
- in schmerzlicher Trauer über den Verlust des Elternteils oder Partners
- in Wut über Demenz an sich und ihre verheerende Wirkung auf den Menschen
- in Schuld, weil man nicht besser helfen konnte
- in Angst vor dem Miterleben von Tod und in der Hoffnung, dass man «dies nicht selbst erleben muss».

Für Mitarbeiter ist die Pflege eines Menschen mit Demenz an seinem Lebensende mit verschiedenen Gefühlen und beruflichen Pflichten verbunden. Einige der von ihnen erlebten Empfindungen sind denen der Angehörigen ähnlich, insbesondere die Trauer darüber, sich endgültig von einem Menschen verabschieden zu müssen, der im eigenen Leben und in dem der Pflegeeinrichtung präsent war. Doch müssen Mitarbeiter in dieser schwierigen Zeit emotionale Stärke zeigen, der Familie Rückhalt geben und gerade in den letzten Lebenstagen des Menschen mit Demenz Aufgaben der Palliativpflege übernehmen. Dazu gehört insbesondere, auf die persönlichen Bedürfnisse des Sterbenden zu achten, wenn dieser beispielsweise nicht mehr anzeigen kann, ob er Schmerzen hat. Dies ist eine schwierige Zeit, doch berichten viele Pflegekräfte darüber, dass sie diese Aufgaben auch deshalb als befriedigend empfinden, weil sie dazu beitragen, die Würde des demenzkranken Menschen mit Demenz in seinen letzten Tagen, Stunden und Minuten zu wahren. Es gibt jedoch noch vieles, worüber man nachdenken sollte, um die Pflegepraxis in diesem Bereich noch weiter zu verbessern.

Stirbt ein Bewohner einer Pflegeeinrichtung, so wirkt sich sein Tod auch emotional, physisch und psychisch auf die anderen aus, denn sie müssen mit dem Verlust zurechtkommen und mit ihren Gefühlen umgehen. Vielleicht bedeutet der Tod dieses Menschen das Ende einer Freundschaft. Vielleicht muss man lernen, mit dem Gefühl von Leere umzugehen, wenn plötzlich Platz frei wird und ein vorher besetzter Stuhl im Aufenthaltsraum nun nicht mehr besetzt ist. Hier kommen Gefühle auf, die jeden Menschen daran erinnern, wie vergänglich das Leben ist und dass nichts für immer so bleibt, wie es ist. Die Besinnung auf unsere eigene Sterblichkeit konfrontiert uns mit der Wahrheit, die wir normalerweise so gut wie möglich verdrängen.

Es gibt viele Fragen zu dieser Thematik, doch in Anbetracht des Schwerpunktes dieses Buches beschäftigen wir uns in diesem Kapitel in erster Linie mit der Rolle der Familie am Lebensende des geliebten Menschen und beschreiben, wie in dieser Zeit partnerschaftliche Beziehungen Unterstützung bieten können. Um dieses Kapitel in den richtigen Kontext setzen zu können, beginnen wir zunächst mit einigen grundlegenden Informationen über Demenz im Endstadium.

6.2 Was bedeutet Demenz im Endstadium?

Zu Beginn dieses Jahrtausends veröffentlichten Kay et al. (Kay, Forster und Newens 2000) eine Studie, die zeigte, dass etwa 25 % der Menschen mit Demenz ihre letzten Lebenstage in einer Pflegeeinrichtung verbringen und 56 % im Krankenhaus sterben. Bedenken wir, dass in Großbritannien gegenwärtig über 800 000 Menschen mit Demenz leben, dann stirbt davon ein Viertel, also 200 000, in eben einer solchen Einrichtung, wobei ihre Familien mit Entscheidungen zu pflegerischen Maßnahmen und Pflegepraktiken konfrontiert sind. Das sind sehr viele Menschen, die mit dieser Thematik in Berührung kommen, wenn wir den Begriff «Familie» flexibel interpretieren und davon ausgehen, dass eine solche aus mehr als zwei Menschen besteht.

Es ist bekannt, dass eine schwere Form von Demenz der «Hauptrisikofaktor» für den Eintritt in das Endstadium von Demenz und für nachfolgend erforderliche palliative Pflegemaßnahmen ist. Demenz wird typischerweise als ein Durchlaufen verschiedener Stadien verstanden – von einem Zustand «normaler» Gesundheit zu minimalen, leichten, mäßigen bis hin zu schweren Stadien von Demenz. In einem bedeutenden Bericht der Audit Commission (1999) wurde eine schwere Demenz als ein Zustand definiert:

> in dem der Mensch völlig desorientiert ist, nicht in normaler Sprache kommunizieren kann, eventuell enge Angehörige nicht mehr erkennt, inkontinent ist und hinsichtlich der persönlichen Versorgung völlig abhängig von anderen. Da Demenz fortschreitet, kann der Mensch vollständig unbeweglich und unselbständig werden. (S. 9)

Natürlich bekommen oder haben Menschen mit leichterer Demenz auch andere Krankheiten, die zum Tod führen können. Durch Gespräche mit Mitarbeitern in Pflegeeinrichtungen und durch unsere eigenen Erfahrungen in dieser Umgebung wurde zudem deutlich, dass es sogar in Fällen von schwerer Demenz schwierig ist, den Beginn des «Endstadiums» genau vorherzusagen. Möglicherweise ist dieses Stadium dadurch gekennzeichnet, dass der demenzkranke Mensch sehr schwach wird, größtenteils ans Bett gefesselt und über lange Zeiträume schläfrig ist, immer weniger Interesse an Essen und Trinken hat, Medikamente schlecht schlucken kann, dass er nur noch über kurze Zeit aufmerksam und häufig desorientiert ist. In den Tagen unmittelbar vor dem Tod tritt die palliative Pflege in den Vordergrund, an der sich auch die Familie beteiligen kann, wenn sie dies wünscht.

Schwierig ist, das Lebensende eines Menschen vorherzusagen. Wann ein Mensch in seine letzte Lebensphase eintritt, erkennen häufig Pflegekräfte, die viel Berufserfahrung haben und diesen Prozess viele Male erlebt haben. Wie gut die Familie auch vorher informiert wurde und wie genau die Vorhersage auch immer war, den Schock und Schmerz, den viele Angehörige in dieser schweren Zeit erleben, können auch alle Erklärungen nicht nehmen. Der Tod eines geliebten und bedeutenden Menschen kann nicht einfach rational erklärt werden, sondern schmerzt und schmerzt auch weiterhin.

Die Definition der Audit Commission hinsichtlich der Kennzeichen von schwerer Demenz macht deutlich, welche erschwerenden Faktoren dieser Zustand mit sich bringt. Der Verlust von Mobilität bedeutet vielleicht Bettlägerigkeit, und Probleme bei der Selbstversorgung führen möglicherweise zu einer völligen Abhängigkeit von anderen, die alle grundlegenden menschlichen und persönlichen Versorgungsbedürfnisse erfüllen müssen. Dieser Zustand körperlicher Hinfälligkeit führt häufig zu anderen Komplikationen, wozu beispielsweise eine erhöhte Infektanfälligkeit (Pneumonie) und das Risiko von Druckgeschwüren infolge längerer Bettlägerigkeit zählen.

Die Thematik, ob und wie Menschen mit Demenz, die sich nicht deutlich artikulieren können, Schmerz erleben und inwieweit sie Schmerz tolerieren, ist derzeitig Gegenstand vieler Debatten und Studien. Das Problem ist komplex, doch haben Menschen mit Demenz in jedem Fall das Recht auf Schmerzlinderung und haben Pflegekräfte – mit Unterstützung der Familie – die Pflicht, subtile Anzeichen von Schmerz (z. B. Handbewegungen, das Gesicht verziehen, aufgeregte Stimme, veränderter Schlaf) in einen erkennbaren Leidensgrad zu übersetzen. Es ist eine schwierige Aufgabe, einen Menschen zu jeder Zeit seiner Reise durch seine letzten Lebensphase fürsorglich und verantwortungsvoll zu begleiten, doch sollten die Biografie des Menschen mit Demenz, das Expertenwissen der Angehörigen – und auch des Pflegepersonals, das den Bewohner gut kennt, wenn er lange in der Einrichtung gelebt hat – sowie das Gespür der Pflegekräfte ins Spiel kommen, um die Bedürfnisse des Menschen am Ende seines Lebens zu erkennen. Die Vernachlässigung der Beurteilung und Behandlung von Schmerz bei Menschen mit Demenz ist keine Option in der person-zentrierten Pflegepraxis.

Von Demenz Betroffene werden häufig erst dann in einer Pflegeeinrichtung untergebracht, wenn ihre Erkrankung schon weiter fortgeschritten ist. Margallo-Lana et al. (2001) berichteten, dass mehr als 80 % der Menschen mit Demenz in Pflegeeinrichtungen Verhaltensauffälligkeiten oder psychische Symptome zeigen, wobei über die Hälfte dieser Menschen aggressiv oder unruhig sind. Ein derartiges pflegerisches Umfeld ist für Mitarbeiter, Familienangehörige und Bewohner gleichermaßen eine Herausforderung und macht es schwierig, eine ruhige und friedvolle Atmosphäre herzustellen, wenn ein demenzkranker Mensch in die letzte Phase seines Lebens eintritt. Eine solche Atmosphäre zu schaffen ist nicht einfach, doch tragen eine gute personelle Besetzung, private Räumlichkeiten oder Einzelzimmer sowie gut geschulte Mitarbeiter, die der Betroffene und seine Familie kennt, zu einer positiven Kultur des Pflegens bei.

6.3 Die letzte Lebensphase des demenzkranken Menschen – Erfahrungen mit Angehörigen

Was kann getan werden, um Schmerz zu lindern, ein maximales Bewusstsein für die Situation zu schaffen und die Integration von Angehörigen zu fördern? Es gibt natürlich nicht eine einzelne Strategie, die die gesamte Pflegepraxis revolutioniert. Verschiedene Strategien in Kombination mit einer Pflegeeinrichtung mit einer starken Wertebasis, die sowohl Partnerschaft als auch Einbindung von Angehörigen fördert, könnten jedoch ein sinnvoller Ansatz sein.

Hilfreich im Umgang mit Angehörigen von Menschen mit Demenz im Endstadium sind auch hier eine effektive Kommunikation, Informationsvermittlung und Hilfe bei der Entscheidungsfindung sowie eine familienzentrierte Pflege.

6.3.1 Effektive Kommunikation

Eine effektive Kommunikation zwischen Mitarbeitern, Familien und Menschen mit Demenz ist der Stützpfeiler einer erfolgreichen Pflegepraxis. Die Kommunikation wird verbessert, wenn alle am Prozess beteiligten Parteien einen gemeinsamen Zweck verfolgen, die verwendete Sprache verstehen und jeder die Bedeutung dessen, was kommuniziert wurde, auf seine individuelle Situation übertragen kann. Das Endstadium von Demenz, in dem kognitive Fähigkeiten, Sprache und Austausch mit anderen sehr eingeschränkt sind, stellt intensive Anforderungen an eine effektive Kommunikation zwischen allen Beteiligten und verlangt nach alternativen Herangehensweisen, damit alle verstehen, um was es geht.

Angehörige stellen, wenn sie gefragt werden, was sie für die (professionelle) Pflege des demenzkranken Menschen in seiner letzten Lebensphase als wichtig erachten, nicht ihre eigenen Bedürfnisse an die erste Stelle. Viel wichtiger ist für sie das fürsorgliche Verhalten gegenüber dem Sterbenden und sie wünschen sich, dass die Pflegekräfte im besten Interesse des Sterbenden agieren, dass sie fachkundig sind und sich freundlich verhalten. Eine gute Kommunikation und Fürsorglichkeit des Pflegepersonals gegenüber dem Sterbenden ist für Familien der Hauptindikator für eine gute Qualität der Pflege. Fürsorge wurde besonders daran gemessen, ob Wohlbefinden hergestellt und Schmerz gelindert wird, ob der demenzkranke Mensch sauber ist und nicht im Nassen liegt, wobei der Umgang mit ihm immer liebevoll sein sollte. Das, was für Angehörige am meisten zählt, ist ein informiertes Handeln und die Demonstration von Umsicht und Mitgefühl.

Dadurch, dass sich Richtlinien heute permanent ändern und die Gesellschaft hohe Erwartungen an die Aufrechterhaltung einer qualitativ hochwertigen Pflege stellt, haben Mitarbeiter in der Pflege immer mehr das Gefühl, in einer negativen Fehlerkultur (blame culture) zu arbeiten, bei der nur die Frage gestellt wird: «Wer hat Schuld?» Diese Situation kann sogar so weit führen, dass einige Pflegeeinrichtungen den Rettungswagen rufen, damit der Sterbende kurz vor seinem Tod in ein Krankenhaus gebracht wird – fast so, als ob sie damit demonstrieren wollten, dass alles getan wird, was getan werden kann, um den Tod zu verhindern. Tatsächlich aber stirbt der Mensch anonym, weil er aus seiner vertrauten Umgebung herausgerissen, von ihm vertrauten Menschen getrennt und an einen fremden Ort gebracht wurde. Dort, wo jedoch eine gute und offene Kommunikation stattfindet, können Vorbereitungen getroffen werden, um eine solche Situation zu verhindern. Oft kommen Angehörige zu dem Punkt, an dem sie den nahenden Tod akzeptieren können und die Bedeutung einer für den Sterbenden angenehmen Umgebung erkennen.

In einer Pflegeeinrichtung sind es in der Regel die Pflegekräfte, die die Familie über den bevorstehenden Tod informieren – wenn also das Endstadium der Demenz erreicht ist. Sicherlich ist es möglich, dass derjenige, der die «schlechten Nachrichten» überbringt, dafür verantwortlich gemacht werden kann. Wie bereits früher in diesem Kapitel erwähnt, durchleben Angehörige in den letzten Lebenstagen und auch nach dem Tod ihres geliebten Partners oder Elternteils häufig ein intensives Gefühl von Trauer. Entscheidend ist hier, dass Pflegekräfte die erforderlichen Fähigkeiten zur Kommunikation und Beratung mitbringen, um Angehörigen das Durchleben ihrer Gefühle zu ermöglichen. Bei manchen kommt es zu einer wütenden Reaktion über die Demenz, weil sie ihnen sowohl in der Vergangenheit als auch gegenwärtig ein Leben mit dem geliebten Menschen geraubt hat – eine Situation, die von Jones und Martinson (1992) als ein «zweifaches Sterben» bezeichnet wurde.

In der Tat haben Studien und klinische Beobachtungen wiederholt aufgezeigt, dass es zwischen den Erfahrungen von Angehörigen vor dem Tod des Menschen mit Demenz und ihren Reaktionen danach einen Zusammenhang gibt. Verzweifelte Menschen können ihre Wut in einer solchen Situation auf das Pflegepersonal übertragen. Obwohl diese emotionalen Ausbrüche auf der einen Seite verständlich sind, können sie trotzdem schmerzhaft für die Pflegenden sein, die das Gefühl haben, unter diesen schwierigen und belastenden Umständen ihr Bestes gegeben zu haben. In solchen Fällen ist es für sie wichtig, die Bedeutung des Gefühlsausbruchs zu verstehen und diesen in Beziehung zu der emotionalen Verletzung zu setzen. Ebenso entscheidend sind ihre Kommunikationsfähigkeiten. Sie sollten hier zuhören können, Zeit geben und zeigen, dass sie das Verhalten nicht verurteilen. Nur so können sie Angehörige in ihrem Verarbeitungsprozess mit Gefühlen von Trauer, Verlust und schließlich Akzeptanz begleiten.

Jede Situation ist anders und auch die Menschen reagieren unterschiedlich. Einige Angehörige beispielsweise fühlen sich schuldig, weil sie den Tod des anderen als «Erleichterung» empfinden und sie nun der belastenden Verantwortung für ihn enthoben sind, wozu auch – und auch das sollte hier erwähnt werden – die finanziellen Belastungen durch die Pflegekosten zählen. Selbst innerhalb einer Familie können die Reaktionen auf den Tod ganz verschieden sein. Der überlebende Ehepartner empfindet vielleicht Schuldgefühle, weil der andere sterben musste, wohingegen Töchter oder Söhne möglicherweise erleichtert sind und sich befreit fühlen. Das, was für die Mitarbeiter in der Pflege immer bleibt, ist der Aufbau und die Gestaltung von Partnerschaft, die auf gegenseitigem Vertrauen und Verständnis basiert, wofür eine effektive und aussagekräftige Kommunikation Voraussetzung ist. Diese Kommunikation kann weitergeführt werden, auch wenn der Tod des Menschen mit Demenz schon lange zurückliegt. Einige Familien möchten mit der Pflegeeinrichtung und den anderen Bewohnern in Kontakt bleiben. Die im Laufe der Zeit entstandenen Bindungen bleiben oft ein Leben lang in Erinnerung, und die von den Mitarbeitern vermittelten Kontakte sind für einige Menschen lebenswichtig für ihre Umstellung auf ein Leben ohne den anderen. Das für Angehörige durch den Tod des anderen entstandene «Loch» sollte nicht unterschätzt werden, doch können sie mithilfe geeigneter Informationen lernen, diesen Verlust zu überwinden.

6.3.2 Informationsvermittlung und Hilfe bei der Entscheidungsfindung

Bei der Diagnose «Demenz» kommen Angehörige und demenzkranke Menschen irgendwann zu der Erkenntnis, dass diese in einer Pflegesituation endet, in der die Versorgung von anderen übernommen wird, die das noch verbleibende Leben und den Sterbeprozess erträglich machen sollen. Dies ist vermutlich der unbewusste Grund dafür, warum Menschen, bei denen Demenz im Frühstadium diagnostiziert wird, dazu neigen, sich auf das «Hier und Jetzt» zu konzentrieren und die Zukunft «sich selbst überlassen». Kontrovers zu dieser Haltung herrscht jedoch die Meinung vor, dass sich der von Demenz Betroffene auf die Zukunft vorbereiten sollte und dass Entscheidungen, wie die Pflege am Lebensende stattfinden soll, so früh wie möglich getroffen werden müssen – vorzugsweise noch zu einer Zeit, wenn er noch in der Lage ist, aktiv an dem Planungs- und Entscheidungsprozess teilzunehmen.

Patientenverfügungen sind eine Möglichkeit, die Entscheidungen und Wünsche von Menschen mit Demenz, die das Endstadium erreicht haben, zu respektieren und umzusetzen. Das rechtliche und ethisch-moralische Gerüst, auf dem selbstbestimmte Entscheidungen zum Lebensende basieren, ist das Ergebnis eines Austauschs von Informationen, wobei Mitarbeiter in der Pflege keine Angst davor haben sollten, derartige Informationen zu erfragen. In England und Wales traten 2007 die Bestimmungen des Mental Capacity Act in Kraft. Sie geben jedem urteilsfähigen Menschen die Möglichkeit, einen anderen zu benennen, der in seinem Namen Entscheidungen bezüglich seiner Pflege trifft, wenn er selbst diese Entscheidungen nicht mehr treffen kann. Weiterführende Entscheidungen bezüglich einer Behandlungsverweigerung befähigen den demenzkranken Menschen auch, vor dem Verlust der Entscheidungsfähigkeit festzulegen, wie er unter bestimmten Umständen versorgt werden möchte.

Die Verfügbarkeit von und der Zugang zu Informationen müssen auch in ein allgemeines Erfahrungsmodell zum Leben mit Demenz gesetzt werden. Frühe Versuche der Entwicklung von Kurvenmodellen zu Erfahrungen pflegender Angehöriger gingen von einer zeitlichen und anpassungsfähigen Sichtweise aus. Sie setzten voraus, dass Pflege im Stadium vor der Diagnosestellung beginnt und bis zur Unterbringung des Menschen mit Demenz in einer Pflegeeinrichtung oder bis zu seinem Tod andauert. In einer klassischen Studie bezeichnete Lindgren (1993) dieses Verlaufskurvenmodell (Trajekt) als «Laufbahn» pflegender Angehöriger (caregiver career) und erkannte drei unterschiedliche, sich überschneidende Stadien:

- Encounter Stage (Diagnose einer Demenz und Verluste früherer Lebensmuster)

- Enduring Stage (Bewältigen und Ertragen umfangreicher Betreuungs- und Pflegeaufgaben sowie sozialer Isolation)
- Exit Stage (Abtreten und Übergeben der Pflegerolle an andere durch Unterbringung in einer Pflegeeinrichtung oder Beenden der Rolle als pflegender Angehöriger durch den Tod des demenzkranken Menschen).

Dieses zeitliche Modell spiegelt eine überwältigend negative Auffassung von Pflegeerfahrung wider, die jedoch durch andere, positivere Beschreibungen zwischenmenschlicher Prozesse und Beziehungen widerlegt wird. Doch bestätigt sich auch hier, dass sich die Rolle als pflegender Angehöriger über die Zeit hinweg verändert und nicht endet, wenn praktische Pflege nicht mehr stattfindet.

Als Teil einer Strategie, die auf der Vermittlung von Informationen beruht, tragen solche, die sich auf ein Verständnis von Pflege beziehen, wie sie von Angehörigen erlebt wird, dazu bei, den Prozess persönlicher zu gestalten und ihn für alle am Prozess Beteiligten sinnvoller zu machen. Informationen benötigen Familien vor allem bei Entscheidungsfindungsprozessen innerhalb der einzelnen Stadien ihrer «pflegerischen Laufbahn». Es ist bekannt, dass Angehörige im «Exit Stage» das Miterleben dieser letzten Lebensphase des geliebten Menschen als weniger belastend empfinden, wenn sie die Diagnose «Endstadium der Demenz» akzeptieren können und dabei unterstützt werden, die damit in Zusammenhang stehenden Schwierigkeiten so umzudeuten (Reframing), dass sie damit besser umgehen können. Wichtig ist auch, sie in diesem Prozess immer wieder zu bestärken, weiterzumachen und Lösungen zu finden.

Erst wenn man diese Zusammenhänge erkennt, kann erforscht werden, wie sich Angehörige physisch, psychisch, emotional und sozial an diese Situation anpassen, welche Erfahrungen sie im Laufe ihrer «pflegerischen Laufbahn» machen und wie sich diese verändern. Auf diesem Gebiet leisteten Sweeting und Gilhooly (1990) Pionierarbeit. Sie veranschaulichten die Anwendung der Konstrukte «antizipatorische Trauer» und «sozialer Tod» am Prozess von Pflege und Demenz und berichteten, dass einige Angehörige den Verlust des Menschen, den sie einmal kannten, schon dann betrauerten, wenn dieser noch lebte. Für manche war der Mensch, der ihnen einmal vertraut war, schon «tot» und nur noch eine «Hülle» seiner Selbst. Sweeting und Gilhooly zeigten auf, dass sich Angehörige, wenn sie schließlich in der Lage waren, über den Tod des von ihnen abhängigen Menschen zu sprechen – ob er nun real war oder nicht – entlastet fühlten, weil sie die Möglichkeit hatten, ihre Ängste mitzuteilen und sich jemandem anzuvertrauen. Diese Erleichterung nach einer offenen Aussprache ihrer Gefühle von Verlust und emotionaler Dissonanz beschränkt sich nicht auf Angehörige von demenzkranken Menschen, sondern zeigt sich auch in anderen Betreuungssituationen, in denen Menschen über längere Zeit mit Krankheiten im Endstadium konfrontiert sind. Wichtig ist, dass Angehörige Informationen erhalten, die ihnen die Normalität ihrer Empfindungen bestätigen und ihnen eine gewisse Sicherheit und Ruhe vermitteln, weil sie wissen, dass sie solche Gefühle nicht alleine durchleben.

Um Angehörigen dieses Sicherheitsgefühl geben zu können, sollten derartige Informationen:

- so zugeschnitten sein, dass sie den Bedürfnissen entsprechen, die Angehörige in dieser Zeit (Stadium) haben
- in einer verständlichen Art und Weise verfasst sein
- in der jeweiligen Sprache verfügbar sein
- relevant und hilfreich für Angehörige sein:
- damit sie für sich klären können, welche Rolle sie bei der Pflege einnehmen wollen
- damit sie autonom bleiben und die richtigen Entscheidungen treffen können.

Die Vermittlung geeigneter Informationen ist jedoch nur ein Teil des Prozesses. Hinzu kommt, dass derartige Informationen von den Angehörigen aufgenommen werden und dass sie deutlich das Partnerschaftsmodell herausstellen, welches der Schlüssel für eine erfolgreiche Pflegepraxis ist.

6.3.3 Familienzentrierte Pflege

Um die Einbindung von Familien am Lebensende des Menschen mit Demenz auch weiterhin zu gewährleisten, besteht für Pflegeeinrichtungen die Möglichkeit, den familienzentrierten Ansatz in ihrem Leitbild aufzunehmen und darin zu erfassen, dass Angehörige vom Zeitpunkt der Unterbringung des demenzkranken Menschen in der Pflegeeinrichtung bis zum Ende seines Lebens und darüber hinaus in die Versorgung und Pflege einbezogen und unterstützt werden. Die Prinzipien der familienzentrierten Pflege für demenzkranke Menschen an ihrem Lebensende wurden vormals von Bonjean und Bonjean (1997) beschrieben. Die Autoren schlagen vor, dass Pflegeeinrichtungen auf der Grundlage der Integration von Angehörigen arbeiten sollten und ihr Leitbild die Befähigung der Familie, eine gemeinsame Entscheidungsfindung, Toleranz, Partnerschaft (unter Einbezug des Menschen mit Demenz) und gemeinsames Handeln herausstellen sollte. Ein familienzentriertes Leitbild zur Pflege am Lebensende könnte folgende Punkte beinhalten:

- Angehörige werden allen Mitarbeitern in der Pflegeeinrichtung vorgestellt und zu einer «Konferenz zur Pflege am Lebensende» eingeladen, in der die Pflichten und Verantwortungsbereiche geklärt werden. Dadurch können Unklarheiten bezüglich der Zuständigkeitsbereiche ausgeräumt werden. Zudem entsteht auf diese Weise eine Basis für gegenseitiges Verständnis und für ein Gefühl von Zusammengehörigkeit.
- Angehörige sollten ermutigt werden, einen Arzt zu rufen, wenn sie der Zustand des Menschen mit Demenz besorgt oder wenn sie glauben, dass er Schmerzen hat.
- Angehörige erhalten Informationen über die Pflegeeinrichtung.
- Gespräche über Sterben und Tod werden in einer sachlichen, doch einfühlsamen Art und Weise geführt.
- Angehörige werden in die Erstellung des Pflegeplans einbezogen, damit sie sich dazu äußern können, ob sie sich überhaupt – und wenn ja inwieweit – an der Pflege des Sterbenden beteiligen möchten.
- Die Mitarbeiter der Pflegeeinrichtung bieten nicht nur Einzelnen, sondern der ganzen Familie Unterstützung an. Jedes Familienmitglied kann direkt auf Probleme im Zusammenhang mit dem nahenden Tod des Angehörigen angesprochen und danach gefragt werden, was die Mitarbeiter zur Unterstützung tun können.

Ein Leitbild, welches die genannten Aspekte berücksichtigt, kann in einer solch schwierigen und sensiblen Phase des Pflegeprozesses eine Orientierung für die Pflege des Menschen mit Demenz in seiner letzten Lebensphase bieten.

Mithilfe eines familienzentrierten Leitbilds können auch die vorher in diesem Kapitel herausgestellten Grundsätze umgesetzt werden. Voraussetzung hierfür ist die Fähigkeit der Mitarbeiter zu einer effektiven Kommunikation. Noch einmal muss hier deutlich gemacht werden, welch wichtige Rolle in dieser entscheidenden Zeit der Familie, den Mitarbeitern in der Pflege, den anderen Bewohnern und dem Menschen mit Demenz selbst bei der Aufrechterhaltung von Beziehungen zukommt. Der Aufbau von Beziehung und Vertrauen zwischen allen Beteiligten ist die Basis für eine funktionierende Partnerschaft und einen familienzentrierten Ansatz.

Frühere Studien zu den Themen «Beziehung» und «Entscheidungsfindung» pflegender Angehöriger (Walker und Dewar 2001) haben gezeigt, dass es vier Kriterien gibt, die eine gute Integration von Angehörigen markieren:

- Es findet ein Informationsaustausch statt.
- Angehörige fühlen sich in den Entscheidungsprozess einbezogen.
- Angehörige wissen, dass jemand zur Verfügung steht, den sie bei Bedarf kontaktieren können.
- Die Pflegeeinrichtung reagiert auf die Bedürfnisse von Angehörigen.

Eine Orientierung an diesen vier Kriterien trägt vielleicht zur Klärung bei, was qualitativ gute Pflege eines Menschen in seiner letzten Lebensphase ausmacht. Im Fazit am Ende dieses Kapitels gehen wir noch einmal kurz auf dieses Thema ein. Der wechselseitige Informationsaustausch ist in dieser so entscheidenden Zeit genauso wichtig wie zu jedem anderen Zeitpunkt in der Beziehung zwischen Angehörigen und Mitarbeitern in Pflegeeinrichtungen. Das, was die Familie über die Auffassungen und Überzeugungen des Menschen mit Demenz bezüglich Tod und Sterben weiß, sowie ihre detaillierten Kenntnisse über den kulturellen und spirituellen Hintergrund, über die Glaubenspraxis und Rituale, die für den Sterbenden bedeutend und aussagekräftig sind, ist in dieser Zeit von unschätzbarem Wert.

Natürlich darf die Familie nach dem Tod des Menschen mit Demenz nicht einfach allein gelassen und nach Hause geschickt werden, sondern erfährt von der Pflegeeinrichtung weiterhin Unterstützung und Trost, wenn sie dies wünscht. Folgende Hilfsangebote könnten hier sinnvoll sein:

- Spezielle und fortlaufende Selbsthilfegruppen für Angehörige
- Übernahme von Aufgaben innerhalb der Pflegeeinrichtung – beispielsweise in einer ehrenamtlichen Funktion
- Eintritt in eine externe Organisation (z. B. Alzheimer Gesellschaft), um die eigenen Erfahrungen und Kenntnisse in der Pflege an andere betroffene Familien weiterzugeben
- Bereitschaft der Pflegeeinrichtung, weiterhin zu jeder Zeit da zu sein, wenn die Familie Unterstützung benötigt.

Es gibt in der Zeit nach dem Tod des Menschen mit Demenz keinen richtigen oder falschen Weg, um Angehörigen Mitgefühl zu demonstrieren, doch ist es für die Familie in ihrem Akzeptanz- und Gewöhnungsprozess oft wichtig, Kontinuität und Vertrautheit zu erfahren. So drückt beispielsweise die Präsenz von Mitarbeitern der Pflegeeinrichtung bei der Beerdigung Anteilnahme an der Trauer der Familie und Respekt gegenüber dem ehemaligen Bewohner aus.

Mangelnde Kenntnis und Schulung sowie das Fehlen einer person-zentrierten Wertebasis zur Unterstützung der Pflegepraxis bilden die größten Barrieren für die Umsetzung von qualitativ guter Pflege in der Endphase von Demenz. Alarmierend wenige Mitarbeiter in Pflegeeinrichtungen erhalten eine spezielle Schulung zur Pflege eines Menschen an seinem Lebensende. Sie bilden sich sozusagen während der Arbeit fort und lernen von der praktischen Demonstration eines anderen Mitarbeiters. Sind Pflegekräfte jedoch nicht richtig auf ihre Rolle als Pflegende demenzkranker Sterbender vorbereitet, sind sie vielleicht nicht in der Lage, den Sterbenden selbst, seine Angehörigen und andere Bewohner in geeigneter Form zu unterstützen. Eine der vielleicht größten Herausforderungen im Bereich der Palliative Care ist die Erstellung eines Profils der Bedürfnisse von Menschen mit Demenz und ihren Angehörigen.

Nicht nur Pflegekräfte bedürfen der besonderen Vorbereitung auf die Betreuung von Menschen in ihrer letzten Lebensphase, sondern auch die Familie des Sterbenden, da einige pflegerische Tätigkeiten Kenntnisse und Kompetenzen erfordern, die über die der Grundpflege hinausgehen. Hier geht es nicht um Konkurrenz und Bewertung, wer «am besten» pflegt, sondern um Respekt vor den Wünschen des Menschen mit Demenz und die Befähigung von Angehörigen, praktische Aufgaben in der Pflege zu übernehmen und Beistand zu leisten (sollten sie den Wunsch dazu äußern). Auf diese Weise werden die praktischen Voraussetzungen für eine gute Zusammenarbeit von Mitarbeitern und Familien geschaffen, damit der Bewohner in einer ihm angenehmen Umgebung und Atmosphäre sterben kann, denn dies ist letztendlich das Maß für den Erfolg von Pflege und den Respekt vor dem Übergang vom Leben in den Tod.

6.4 Fazit

Gegenwärtig wissen wir nur begrenzt, welche subjektiven Erfahrungen demenzkranke Sterbende machen. Ebenso wenig wissen wir über Untersuchungen zur Palliative Care, an denen sowohl Pflegende als auch zu Pflegende teilgenommen haben, oder darüber, wie demenzkranke Menschen im Falle des Todes eines Familienangehörigen selbst den Trauerprozess erleben.

Die gegenwärtige Fachliteratur zum Thema «Pflege von Menschen mit Demenz im Endstadium und Betreuung von Angehörigen» kann in zwei große Bereiche eingeteilt werden: Der erste konzentriert sich auf die Entscheidungsfindung von Angehörigen, die einen demenzkranken Menschen im Endstadium in einer Pflegeeinrichtung betreuen und pflegen. Wie in diesem Kapitel beschrieben, sollten Familien dazu ermutigt werden, sich in dieser Zeit so aktiv zu beteiligen, wie sie dies wünschen, wobei die Pflegeeinrichtung hierbei verpflichtet ist, eine Wertebasis bereitzustellen, die dies ermöglicht. Der zweite Bereich der gegenwärtigen

Fachliteratur – der in diesem Kapitel nur gestreift wurde – beschäftigt sich mit der Arbeit mit Familien. Zweck dieser Arbeit ist die Definition und Messung der Qualität von Pflege bei Demenz im Endstadium – einem eher komplexen organisatorischen Problem, doch ist hier die Arbeit von Teno, Landrum und Lynn (1997) für die weitere Untersuchung dieser Frage hilfreich. Die Autoren schlagen 13 Bereiche vor, um die Qualität von Pflege im Endstadium von Demenz zu beschreiben. Diese umfassen:

1. körperliche und emotionale Symptome
2. Überlebenszeit
3. allgemeine Lebensqualität
4. körperliche Funktion
5. vorausschauende Pflege- und Versorgungsplanung (Advance Care Planning)
6. medizinische Behandlungen und Ort der Pflege
7. Kontinuität und Kompetenz des Dienstleisters
8. Erfahrungen der Familie
9. Verlust
10. Kognition
11. sozialer Kontakt und Teilnahme
12. Spiritualität
13. Zufriedenheit des Menschen mit Demenz und seiner Familie.

Auch wenn die Liste lang ist, so hat sie den Vorteil, die Auswirkungen einer partnerschaftlichen Zusammenarbeit in dieser schwierigen Zeit zu messen, wobei die Bedeutung von Beziehung und vorausschauender Entscheidungsfindung bei Menschen mit Demenz innerhalb ihrer insgesamt erlebten Erfahrungen herausgestellt wird. Diese 13 Bereiche sind gerade durch den familienzentrierten Ansatz ein wertvoller Ausgangspunkt für die Erfassung der Bedürfnisse und der erforderlichen Pflege von Menschen mit Demenz im Endstadium.

Es gibt noch weitere Bereiche im Zusammenhang mit der Pflege von Menschen an ihrem Lebensende, an denen gearbeitet werden muss. Viele Familien sind nach dem Tod des Menschen mit Demenz schockiert und verstört, weil sie den Tod zu diesem Zeitpunkt nicht erwartet haben. Deshalb scheint es wichtig zu sein, dass Angehörige über ihre gesamte «pflegerische Laufbahn» hinweg immer wieder informiert werden und weitere Hilfsangebote erhalten, damit sie auf den Tod vorbereitet sind und weniger Angst davor haben. Auf diese Weise kann diese letzte Lebensphase zumindest etwas entmystifiziert werden.

Wenig bekannt ist auch, welche Rolle der kulturelle Hintergrund eines Menschen bei der Pflege am Lebensende spielt und ob der Ort des Sterbens (Zuhause, Pflegeheim, Krankenhaus) einen Einfluss darauf hat, wie der Pflegende anschließend den Tod bewältigt. Zudem sollten wir bereit sein, mehr von Angehörigen zu lernen, denn sie sind Experten in der häuslichen Versorgung des Menschen mit Demenz. Die Pflege von demenzkranken Menschen in ihrer letzten Lebensphase und die Arbeit, die Familien in dieser Zeit für diesen Menschen leisten, müssen aus ihrem Schattendasein heraustreten und in den Mittelpunkt gestellt werden. Es ist nicht mehr länger vertretbar, weiterhin die Augen vor der Realität des Todes und vor seinem Platz in unserem Leben sowie in dem unserer engsten Mitmenschen, die wir lieben und die uns wichtig sind, zu verschließen. Bei der Erforschung dieses Bereichs spielt der partnerschaftliche Ansatz eine herausragende Rolle.

6.5 Die wichtigsten Punkte

- Wann ein Mensch stirbt, ist oft selbst bei schwerer Demenz nicht genau vorherzusagen.
- Die Zusammenarbeit von Pflegekräften und Angehörigen ist wichtig, um Schmerzen des demenzkranken Menschen zu erkennen und zu lindern.
- Pflegeeinrichtungen sollten alles in ihrer Macht Stehende tun, um die Wünsche von Angehörigen einzubeziehen. Eine wichtige Voraussetzung dafür ist ein familienzentriertes Leitbild.
- Die Wünsche der Familie und des Menschen mit Demenz sollten schon frühzeitig besprochen und dokumentiert werden.
- Informationen für Angehörige sollten auf die jeweiligen Bedürfnisse zugeschnitten sein.
- Angehörige benötigen in dieser schwierigen Phase eventuell zusätzliche emotionale Unterstützung.
- Angehörigen sollte die Möglichkeit gegeben werden, während der letzten Lebensphase des Menschen mit Demenz in der Pflegeeinrichtung zu übernachten, wenn sie dies wünschen.

- Es ist sowohl für die Mitarbeiter als auch für die Bewohner der Einrichtung wichtig, dem Tod eines anderen Aufmerksamkeit zu schenken.
- Mitarbeiter in der Pflege benötigen Unterstützung und Supervision.

Nach dem Tod des Menschen mit Demenz hat die Pflegeeinrichtung die Aufgabe:

- die Angehörigen auf behutsame Art und Weise über den Tod des Menschen mit Demenz zu informieren.
- Angehörigen die Möglichkeit zu geben, das Zimmer des Verstorbenen zu betreten.
- den Angehörigen Zeit zu geben, das Zimmer des Verstorbenen auszuräumen.
- das Eigentum des Verstorbenen gewissenhaft zu übergeben.
- Angehörigen weiterhin Rückhalt zu geben (oder andere Quellen aufzuzeigen, die ihnen Unterstützung bieten können).

7 Interventionsprogramme und Ergebnisse

Zu Beginn dieses Kapitels betrachten wir eine Reihe spezieller Programme, die international entwickelt wurden, um Familien in Pflegeeinrichtungen zu integrieren und zu unterstützen. Wir kehren zu dem in Kapitel 1 beschriebenen Modell des «Senses Framework» («Gefühlsgerüst») als einem Modell für die beziehungszentrierte Pflege zurück, um die verschiedenen Ziele dieser Programme zu prüfen. Wir diskutieren die wichtige Frage, wie Mitarbeiter in Pflegeeinrichtungen bei den Herausforderungen, denen sie gegenüberstehen, unterstützt werden können und geben einige nützliche Hinweise dazu, was in der Zeit vor und unmittelbar nach dem Einzug in eine Pflegeeinrichtung wichtig ist, denn dadurch kann auch die Zusammenarbeit mit Kollegen in der Gemeinde verbessert werden. Schließlich gehen wir nochmals auf die drei zentralen Bereiche der Integration von Angehörigen ein – Fürsprache, Gewährleistung einer individuellen Versorgung und Beaufsichtigung der Versorgung bzw. Pflege.

7.1 Einführung

In diesem Buch haben wir immer wieder versucht, die Bedeutung der Integration von Familien in das Leben und in den Tagesablauf ihrer in einer Pflegeeinrichtung lebenden demenzkranken Angehörigen herauszustellen. Wir haben die Ergebnisse internationaler Forschungsstudien und hierbei insbesondere zweier spezieller Forschungsstudien vorgestellt, die deutlich die wichtigsten Problembereiche familiärer Einbindung aufzeigen – und wir haben praktische Anleitungen und Empfehlungen sowohl für Führungskräfte als auch für Mitarbeiter in Pflegeeinrichtungen gegeben. Deutlich unterstrichen wurde, dass die Integration von Angehörigen in die praktische Arbeit und die Organisation einer Pflegeeinrichtung die Norm und nicht Ausnahme sein sollte. Wie wir gesehen haben, birgt ein solcher Schwerpunkt auch Herausforderungen, doch gehören Angehörige von demenzkranken Menschen in Pflegeeinrichtungen ebenso zum täglichen Leben in einer solchen Institution wie diejenigen, die tatsächlich dort wohnen und arbeiten.

Unserer Meinung nach muss sich Pflege auf eine Philosophie (bzw. Leitbild) stützen, die die vollkommene Integration von Familien in den Vordergrund stellt und reale Möglichkeiten für Teilnahme und Mitwirkung bietet. Diese Philosophie sollte Bestandteil einer familienzentrierten Herangehensweise an Pflege sein, bei der die Biografie, Pflegeerfahrung, Kompetenz, bestehende Beziehungen und soziale Netzwerke berücksichtigt werden. Der Einzug in eine Pflegeeinrichtung muss nicht das Ende der Beziehung zwischen dem demenzkranken Menschen und seiner Familie, ihrer geteilten Erinnerungen und Erfahrungen, bedeuten. Er kann stattdessen Chancen eröffnen und neue Lebenserfahrungen mit sich bringen. Vielleicht führt er bestehende Beziehungen in eine neue Phase und ermöglicht neue Verbindungen, Unterstützung und Rückhalt.

Dieses abschließende Kapitel unseres Buches verfolgt zwei Hauptziele:

- Zum einen möchten wir Ihnen eine Reihe international entwickelter und evaluierter Interventionsprogramme und Projekte zur Zusammenarbeit für an der Pflege beteiligte Angehörige von Menschen mit Demenz in einer Pflegeeinrichtung vorstellen.
- Zum anderen möchten wir die Hauptthemen des Buches im Kontext einer beziehungszentrierten Pflege betrachten und besonders die Bedürfnisse von Mitarbeitern in Pflegeeinrichtungen herausstellen, denn diese benötigen Hilfe, wenn sie ihre Aufgaben bei der Einbindung und Unterstützung von Familien erfüllen wollen.

7.2 Interventionsprogramme zur Integration von Angehörigen – Gruppen für Angehörige

In der Vergangenheit wurden verschiedene Formen von Gruppenstrukturen für Angehörige entwickelt. Zu den frühesten gehörte das von Sancier (1984) beschriebene Family Support Group Model, welches aus vier zweistündigen

Sitzungen bestand, in denen Problemlösungen für Angehörige von Menschen in Pflegeeinrichtungen ausführlich besprochen wurden. Jede Sitzung stellte ein anderes Thema in den Mittelpunkt: Gefühle hinsichtlich der Tatsache, den anderen in eine Pflegeeinrichtung gebracht zu haben und Rolle im Leben des «institutionalisierten» Angehörigen; Besuche für beide Seiten zufrieden stellend gestalten; die Rolle des Fürsprechers effektiv erfüllen; Fragen und Probleme von Gruppenteilnehmern besprechen. Sancier (1984) argumentierte, dass das Modell «Familien hilft, wieder ein gewisses Maß an Kontrolle und Kraft zur Entscheidungsfindung zu erlangen, was das Leben ihrer institutionalisierten Angehörigen betrifft» (S. 64) und dass Angehörige in der Lage waren, neue Rollen zu erlernen. Dies wiederum befähigte sie zu einer kompetenteren Zusammenarbeit mit Pflegekräften und zu einer Entwicklung von Partnerschaft in der Pflege des Bewohners.

In Großbritannien evaluierten Perkins und Poynton (1990) die Effektivität von zeitlich begrenzten Gruppenberatungen für Angehörige jüngerer Menschen mit Demenz in einem Krankenhaus. Im Vergleich zu einer Kontrollgruppe hatte sich die Situation der Angehörigen, die an zehn wöchentlich stattfindenden 75-minütigen Sitzungen teilgenommen hatten, am Ende der Intervention und bei der erneuten Befragung nach drei Monaten in den folgenden Bereichen signifikant verbessert:

- geistig-seelische Verfassung und Wohlbefinden
- Wissen über die Art und den Verlauf von Demenz bei jüngeren Menschen
- Dauer und Art körperlicher und psycho-sozialer Aktivitäten mit demenzkranken Menschen.

Angehörige verbrachten offensichtlich auch nach der Beratung nicht mehr Zeit als vorher damit, mit dem demenzkranken Menschen verbal oder nonverbal zu kommunizieren. Auch änderte sich nichts an der Dauer oder Häufigkeit ihrer Besuche. Was ihre Kenntnisse anbelangte, so ist das Ergebnis besonders im Licht der Tatsache interessant, dass fast alle Teilnehmer (Kontroll- und Beratungsgruppe) vormals in etwa die gleichen Informationen in schriftlicher Form erhalten hatten. Das lässt darauf schließen, dass Beratung bei der Vermittlung dieser Art von Information effektiver ist. Die Autoren waren der Meinung, dass «Angehörige die Unterstützung der Gruppe benötigten, um sich völlig an die Realität und den Verlauf des Demenzprozesses gewöhnen und diesen akzeptieren zu können» (S. 294). Ihr nach der Beratung verstärktes Engagement bei Aktivitäten hatte die Wirkung, dass der demenzkranke Mensch häufiger Reaktionen zeigte, was wiederum ihr Gefühl von Hilflosigkeit und Traurigkeit während ihrer Besuche minderte. Alle Gruppenteilnehmer berichteten, dass die Beratung sehr hilfreich gewesen sei.

Ducharme et al. (2005a, 2005b) entwickelten in Zusammenarbeit mit einer Reihe weiblicher Angehöriger von Menschen mit Demenz in Pflegeeinrichtungen das «Taking Care of Myself» Programm, einer psycho-edukativen Maßnahme, die aus zehn wöchentlich stattfindenden 90-minütigen Gruppensitzungen mit sechs bis acht Angehörigen besteht. Die Teilnehmer beteiligen sich an Diskussionen und Rollenspielen und erfüllen schriftliche Aufgaben. Die zentrale Bedeutung des «Taking Care of Myself» Programms (Ducharme et al. 2005a) liegt darin, Familienangehörige zu befähigen, mit ihrer Situation besser umgehen zu können. Sie lernen, dass Wahrnehmung und Bedeutung von Belastung durch ein kognitives «Reframing» (Umdeuten) der anstrengenden Erlebnisse und Interaktionen hinterfragt und verändert werden können, wenn diese auf eine andere, weniger zerstörerische Weise betrachtet werden, sodass sie schließlich ihre Gefühle kontrollieren und die Situation bewältigen können. Das Programm hat sechs Zielsetzungen:

1. Sich gut fühlen, wenn man den demenzkranken Menschen besucht.
2. Den Mitarbeitern der Einrichtung die eigene Sichtweise mitteilen.
3. Emotionales Leid vermeiden.
4. Mit täglichen kleinen Verlusten umgehen können und auf den endgültigen Verlust des Menschen mit Demenz vorbereitet sein.
5. Hilfsnetzwerke und örtliche Einrichtungen kennen und in Anspruch nehmen.
6. Das eigene Leben nach der Institutionalisierung des Menschen mit Demenz neu organisieren und für sich selbst sorgen.

In einer randomisierten kontrollierten Studie mit 137 Töchtern von demenzkranken Menschen in Pflegeeinrichtungen wurde dieses Programm evaluiert (Ducharme et al. 2005a, 2005b). Obwohl die psychische Belastung unverändert blieb, fühlten sich die Frauen am Ende des Programms in ihrer Rolle weniger überlastet sowie kompetenter und durchsetzungsfähiger im Umgang mit dem Pflegepersonal. Sie waren zudem eher in der Lage, schwierige Situationen umzudeuten (Reframing). Töchter, die an einem «Taking Care of Myself» Programm oder an Gruppensitzungen der Alzheimer Gesellschaft teilgenommen hatten, nahmen soziale Hilfsangebote – seien sie nun offiziellen oder inoffiziellen Charakters – eher wahr als Töchter, die nicht an solchen Programmen teilgenommen hatten. Drei Monate später (Ducharme et al. 2005b) zeigte sich, dass sich die meisten dieser positiven Veränderungen hielten. Die Rollenüberlastung wurde allerdings nicht mehr unterschiedlich wahrgenommen.

Das von McCallion (2005) beschriebene «Family Visit Education Program» (FVEP) zielt darauf, Angehörigen dabei zu helfen, ihre Besuche bei dem demenzkranken Menschen als zufriedenstellender und weniger befremdlich zu empfinden. In dieser Maßnahme lernen Angehörige Fähigkeiten, die sie in ihrer Interaktion mit dem anderen einsetzen können. In vier 90-minütigen Gruppensitzungen werden sie in der verbalen und nonverbalen Kommunikation, in der Anwendung von Erinnerungshilfen und im Umgang mit problematischem Verhalten geschult. Während dieser Gruppensitzungen finden insgesamt drei einstündige Familienkonferenzen statt, in denen ein Moderator die Interaktion zwischen dem Angehörigen und dem demenzkranken Menschen beobachtet und anschließend ein Feedback dazu gibt, was positiv war und welche Bereiche noch der Verbesserung bedürfen. Zudem wird beobachtet, wie er eine vorher in der Gruppensitzung erlernte Strategie umsetzt, wozu er erneut ein Feedback erhält. Das Programm wurde in einer randomisierten kontrollierten Studie (McCallion, Toseland und Freeman 1999) mit 66 Angehörigen aus fünf Pflegeeinrichtungen evaluiert. Die Menschen mit Demenz, deren Angehörige an dem FVEP teilgenommen hatten, zeigten weniger problematische Verhaltensweisen und waren weniger reizbar und depressiv. Auch wurde die Kommunikation zwischen beiden Seiten als verbessert beurteilt. Keinerlei Wirkung zeigte sich jedoch in der Art und Weise, wie Pflegekräfte auf die Verhaltensprobleme reagierten.

Obwohl hier ein wichtiger Schritt nach vorn stattgefunden hat, konzentrieren sich die Gruppeninterventionen für Angehörige fast nur auf die Familie. Sie machen die in Kapitel 1 herausgestellte Notwendigkeit für Veränderungen in der Wahrnehmung und in den Verhaltensweisen der Mitarbeiter sowie wenig hilfreiche organisatorische Strukturen nicht direkt zum Thema, sondern konzentrieren sich eher darauf, dass sich Angehörige besser durchsetzen können, damit sie ihre wichtige Beziehung zu den Mitarbeitern steuern konnen. Doch wurden mittlerweile einige Programme entwickelt, die sowohl an Angehörige als auch an Mitarbeiter gerichtet sind.

7.2.1 Gruppen für Angehörige und Mitarbeiter in Pflegeeinrichtungen

Das von Pillemer et al. (1998) in den USA entwickelte «Partners in Caregiving» Programm besteht aus zwei siebenstündigen, parallel stattfindenden Arbeitsgruppen – einer für Mitarbeiter und einer für Angehörige von Bewohnern – in denen Kommunikationstechniken (Zuhören eingeschlossen) und Konfliktlösungskompetenzen vermittelt werden. Das Programm endet mit einem gemeinsamen Treffen zwischen Angehörigen, Mitarbeitern und Geschäftsführung, bei dem die beiden Gruppen Gelegenheit haben, Einfluss auf die Praxis oder Politik der Einrichtung zu nehmen. Diese abschließende Sitzung dient auch dazu, Mitarbeiter und Angehörige zu befähigen sowie ihre Beziehung zu stärken. Robison und Pillemar (2005) beschreiben diesen Ansatz ausführlich.

Eine erste Evaluation des «Partners in Caregiving» Programms (Pillemer et al. 1998) lässt den Schluss zu, dass die Maßnahme sowohl von Angehörigen als auch von Mitarbeitern positiv aufgenommen wurde. Die meisten berichteten, dass sich ihre Kommunikation mit der jeweils anderen Seite seit der Schulung verbessert hatte. Beide stellten heraus, dass sie eher in der Lage waren, die Perspektive des anderen zu verstehen und dass es weniger Konflikte zwischen beiden Parteien gab. Zudem zeigten sich Veränderungen in der Praxis und in den Strukturen der Pflegeeinrichtung. Erst 2003 berichteten Pillemer et al. über die Ergebnisse einer randomisierten kontrollierten Studie zum «Partners in Caregiving» Programm, die über 900 Angehörige, 600 Mitarbeiter und 20 Pflegeeinrichtungen in den USA einbezog. Die Studie verdeutlichte noch einmal die positive Wirkung des Programms. Angehörige und Menschen mit Demenz berichteten, weniger Konflikte mit den Mitarbeitern zu haben (und weniger potenzielle Bereiche, in denen es zu Missverständnissen kommen kann), da sie in die Betreuung und Pflege einbezogen wurden.

In Schweden beschrieben Lundh, Paullson und Hellström (2003) ihre Erfahrungen mit «Studienkreisen», die in sieben Pflegeeinrichtungen für Menschen mit Demenz gebildet worden waren. Jeder Kreis bestand aus acht Teilnehmern – jeweils acht Angehörige und acht Mitarbeiter. Die Teilnehmer beschäftigten sich gemeinsam mit den Schulungsmaterialien des «Partners in Care» Projekts, die während des in Kapitel 3 dieses Buches beschriebenen europäischen Projekts entwickelt worden waren (Woods et al., 2008) und Filme und Texte mit Trainingsübungen zu vier verschiedenen Themenbereichen umfassen. Jeder dieser im folgenden aufgeführten vier Themenbereiche wurde für eine 90-minütige Sitzung konzipiert:

- Informationsaustausch
- Abklärung der Zuständigkeiten
- Entwicklung von unterstützenden Beziehungen
- Umsetzung.

Jede Gruppe entschied für sich, wer den Kreis moderierte. Obwohl in den Gruppen meistens ein Mitarbeiter nominiert wurde, entschied sich ein Kreis für einen Familienangehörigen. Diese Moderatoren nahmen zur Einführung in die Themen und Schulungsmaterialien an einem Informationstag teil.

Die Ergebnisse der Studienkreise wurden am Ende und erneut sechs Monate später ausgewertet. Dazu trafen sich die Mitarbeiter und Angehörigen aller sieben Einrichtungen jeweils an zwei Tagen, um über die Resultate zu diskutieren und zu reflektieren. Positiv bewertet wurden eine verbesserte Kommunikation zwischen Angehörigen und Mitarbeitern sowie ein stärkeres Gefühl von Partnerschaft und Gemeinschaft. Auch herrschte größere Klarheit über Zuständigkeitsbereiche und die Form der Zusammenarbeit. In der Evaluationssitzung nach sechs Monaten variierten die Fortschritte zwischen den einzelnen Einrichtungen, was die Umsetzung von Aktionsplänen betraf. In einigen Häusern waren neue Strategien entwickelt worden, um die wechselseitige Kommunikation und den Informationsaustausch zwischen Mitarbeitern und Angehörigen anzuregen. Alle Einrichtungen waren sehr an regelmäßigen Nachfolgetreffen interessiert, damit Ideen und Impulse nicht verloren gingen und neue Mitarbeiter und Familien einbezogen werden konnten.

7.2.2 Zusammenarbeit

Aveyard und Davies (2006) beschrieben ein für zwei Jahre angelegtes Projekt, an dem Pflegekräfte und Angehörige demenzkranker Bewohner einer Pflegeeinrichtung einer großen nordenglischen Stadt teilnahmen. Das übergeordnete Ziel des Projekts bestand darin, Möglichkeiten zur Zusammenarbeit zwischen Bewohnern, Angehörigen, Pflegekräften und Wissenschaftlern zu untersuchen, um für Menschen mit fortgeschrittener Demenz und ihre Familien ein «maximal positives Umfeld» zu schaffen (Aveyard und Davies 2006, S. 96). Die Einrichtung führte generell regelmäßige Schulungen für Pflegeschüler und andere professionelle Kräfte durch. Bei diesem Projekt bedienten sich Wissenschaftler verschiedener Arbeitsmethoden, wozu Fragebögen, gemeinsame Ausflüge und Aktivitäten sowie Nachbesprechungen zählten. Dieser praktische und handlungsorientierte Ansatz machte Fortschritte in der Pflegequalität und in den organisatorischen Strukturen möglich. Dazu zählten:

- Aufstellung eines Programms für Aktivitäten von Angehörigen und Menschen mit Demenz
- Einführung eines vereinheitlichten Beurteilungsprozesses (Assessment)
- Beschäftigung eines Ergotherapeuten in Teilzeit
- Installation einer vierteljährlich stattfindenden Informations- und Selbsthilfegruppe sowie eines vierteljährlich erscheinenden Rundbriefs

- Einführung eines ausgebildeten Hundes, da viele Menschen mit Demenz positiv auf Haustiere reagieren
- Entwicklung eines Kompetenzprofils für jedes Mitglied des Pflegeteams.

Dieser systemische Ansatz geht offenkundig weiter und setzt mehr Schwerpunkte als die anderen in diesem Kapitel beschriebenen Studien. Sicherlich ist er auch teurer, doch verbessert er als Folge der intensiven Mitwirkung aller Beteiligten entschieden die Pflegekultur und macht deutlich, welche Vorteile die vollständige Integration von Familien bei der Bemühung um eine verbesserte Qualität von Pflege hat.

7.3
Senses Framework

Aveyard und Davies (2006) orientierten sich für ihr gemeinsames Arbeitsprojekt explizit am «Senses Framework» (Nolan et al. 2003, 2006) und an den Prinzipien der beziehungszentrierten Pflege (Nolan et al. 2003, 2006). Dieses «Gefühlsgerüst» macht deutlich, dass alle Parteien im Wesentlichen die gleichen Bedürfnisse haben. Diese drücken sich vielleicht sehr unterschiedlich aus – eine Schwierigkeit, die angesprochen werden muss, wenn Fortschritte erzielt werden sollen. Die Wirkung, die die in diesem Kapitel beschriebenen richtungweisenden Beispiele systematischer Ansätze zur Integration von Angehörigen auf eben diese ausübt, kann auch in Beziehung zu den sechs Gefühlsaspekten (Senses) gesetzt werden:

- Gefühl für *Sicherheit*: z. B. weniger Konflikte mit den Mitarbeitern (Pillemer et al. 2003), weniger Rollenüberlastung (Ducharme et al. 2005a)
- Gefühl für *Zugehörigkeit*: z. B. größeres Gemeinschaftsgefühl (Lundh et al. 2003); mehr Verbindung zu inoffiziellen und offiziellen sozialen Netzwerken (Ducharme et al. 2005a)
- Gefühl für *Kontinuität*: z. B. Fähigkeit, sich mehr an körperlichen und psychosozialen Aktivitäten mit dem demenzkranken Menschen zu beteiligen (Aveyard und Davies 2006; Perkins und Poynton 1990)
- Gefühl für *Zielgerichtetheit*: z. B. das Arbeiten an Erinnerungshilfen für den demenzkranken Menschen (McCallion 2005)
- Gefühl für *Erfüllung und Leistung*: z. B. besser mit dem demenzkranken Menschen kommunizieren können (McCallion et al. 1999) und kompetenter im Umgang mit dem Pflegepersonal sein (Ducharme et al. 2005a)

- Gefühl für *Bedeutsamkeit*: z. B. sich handlungsfähig fühlen (Sancier 1984) und von den Mitarbeitern verstanden werden (Pillemer et al. 1998).

In diesem Buch haben wir die Position von Familienangehörigen im Demenzpflegedreieck (s. Abb. 1.1, S. 16) herausgestellt und zahlreiche Vorschläge und Empfehlungen gegeben, wie Mitarbeiter in Pflegeeinrichtungen gemeinschaftlicher und partnerschaftlicher mit Angehörigen zusammenarbeiten können. Das «Senses Framework» lässt uns jedoch auch erkennen, dass Mitarbeiter ebenso wie Angehörige Unterstützung benötigen, damit sich Beziehungen für alle Beteiligten erfolgreicher und zufriedenstellender gestalten können.

7.4 Unterstützung für Mitarbeiter

Auch Mitarbeiter brauchen das Gefühl, Erfolg zu haben und wichtig zu sein. Möglicherweise geben ihnen die Bewohner der Pflegeeinrichtung nicht viel positive Rückmeldung, weshalb ihnen gerade die von Angehörigen entgegengebrachte Wertschätzung hilft, ihre Arbeit als wertvoll zu betrachten. Daher sollten diese sie wissen lassen, was sie schätzen – ebenso, wie sie ihre Anliegen und Sorgen zum Ausdruck bringen sollten.

Obwohl sie Menschen pflegen, gehen die meisten Pflegekräfte einer Arbeit nach, die, gemessen an der allgemeinen Bezahlung, von der Gesellschaft nicht anerkannt zu sein scheint. Oft haben sie eine enge Beziehung zu den Bewohnern und fühlen sich fast als Teil der Familie, weshalb Angehörige anerkennen sollten, dass die von den Mitarbeitern gezeigte Fürsorge von Herzen kommt. Für viele ist ihre Arbeit «nicht nur ein Job». Daher ist es nach dem Tod eines Menschen mit Demenz besonders wichtig, dass sie Verständnis und Unterstützung erfahren, da auch sie um den verlorenen Menschen trauern, was folgende Erfahrungen verdeutlichen:

> Man ist mit den Bewohnern so eng verbunden, sie werden ein Teil deiner Familie, weil man immer mit ihnen zu tun hat. (Mitarbeiter)

> Einige Schwestern sind so fürsorglich. Ich glaube, sie behandeln die Bewohner wie ihre eigenen Angehörigen. Sie scheinen zwischen sich und den demenzkranken Menschen ein Band zu knüpfen – was schön ist. (Angehöriger)

Gute Mitarbeiter zu halten ist im besten Interesse der Bewohner, ihrer Angehörigen und der Einrichtung. Viele bleiben aber nur, wenn sie sich geschätzt und unterstützt fühlen. Die Arbeit in der Pflege ist oft schwierig, die Umgebung manchmal laut und kräftezehrend. Oft leisten Pflegekräfte Hilfestellung bei grundlegenden körperlichen Bedürfnissen, bei denen die Wahrung der Würde eine wirkliche Herausforderung darstellt. Sie werden regelmäßig mit Aggression, gleichen Verhaltensmustern und mit Beschwerden von Angehörigen konfrontiert. Supervision und Unterstützung der Kollegen sind wesentlich, um diese anstrengende Arbeit bewältigen zu können. Gute Arbeit sollte belohnt werden. Mitarbeiter in der Pflege müssen immer wieder im Umgang und in der Betreuung von Menschen mit Demenz geschult werden, um in diesem Umfeld effektiv und einfühlsam arbeiten zu können:

> Es wäre schön, wenn Angehörige manchmal fragen würden, wie wir uns fühlen, weil das nie jemand tut … Wir bekommen keine Anerkennung.

Alle Mitarbeiter in der Pflege sollten Gelegenheit haben, über das, was sie tun, zu reflektieren. Daher sollte Supervision – ob in der Gruppe oder einzeln – nicht als Luxus betrachtet werden, sondern als elementarer Anspruch von Pflegekräften, die in Einrichtungen für Menschen mit Demenz arbeiten. Fortlaufende Schulungen zur Pflege und Betreuung von Menschen mit Demenz sind genauso wichtig, denn die Arbeit mit diesen Menschen ist qualifiziert und komplex. Schulungen können auch dazu beitragen, das Teamgefühl zu stärken, was wiederum erforderlich ist, wenn Mitarbeiter sich gegenseitig Rückhalt bieten wollen. An erster Stelle steht jedoch die Anerkennung für die Energie, die Pflegekräfte für den demenzkranken Menschen aufbringen. Natürlich spielt hierbei die Leitung einer Pflegeeinrichtung eine wichtige Rolle, doch kann auch eine effektive partnerschaftliche Zusammenarbeit mit den Angehörigen viel zu dieser Anerkennung und einem Gefühl von Bedeutung beitragen. Die Maßnahmen, die tatsächlich das Ziel erreichen, Mitarbeiter und Familien zusammenzuführen und sich gegenseitig zuzuhören, scheinen am ehesten zu der gegenseitigen Unterstützung zu führen, die solch einen Unterschied macht.

7.5 Die Übergangsphase

In diesem Buch legen wir den Schwerpunkt auf die Situation von Familien, deren demenzkranker Angehöriger bereits in einer Pflegeeinrichtung lebt, da dies ein relativ vernachlässigtes Thema ist. Doch kann natürlich auch viel über die Zeit des Übergangs von der häuslichen Versorgung zum Leben in einer Pflegeeinrichtung gesagt werden, vor allem über die Erfahrungen der Angehörigen in dieser Situation (z. B. Davis und Nolan 2003, 2004; Ryan 2002; Seddon, Jones und Boyle 2001). Es gibt keinen Zweifel daran, dass das, was diese in dieser Zeit erleben, wesentlich dazu beiträgt, wie die Umstellung auf die neue Situation wahrgenommen wird, wie der Angehörige mit ihr umgeht und wie er sich an sie gewöhnt. Zu oft werden Familien unter Druck gesetzt, endlich einen Heimplatz zu finden, wobei das Ausmaß sowohl an praktischer als auch emotionaler Unterstützung in diesem Prozess häufig weit von dem entfernt ist, was als ideal zu bezeichnen wäre. Oft findet der Umzug in einer Krisensituation statt und die Mitarbeiter der Einrichtung müssen ganz von vorn anfangen, um den Menschen mit Demenz und seine Familie kennenzulernen.

Eine Reihe von Empfehlungen, die aufzeigen, worauf sowohl die Leitung als auch die Mitarbeiter von Pflegeeinrichtungen in dieser Übergangsphase achten sollten, ergaben sich aus dem in Kapitel 3 beschriebenen europäischen Projekt und werden im Folgenden aufgeführt.

Vor der Unterbringung benötigen Angehörige Informationen über:

- die Wahl der Einrichtung. Dazu sollten folgende Fragen gestellt werden:
- Passt die Einrichtung zu der Persönlichkeit des Menschen mit Demenz?
- Wie ist das zahlenmäßige Verhältnis von Mitarbeitern zu Bewohnern?
- Wird vor dem Einzug eine Informationsbroschüre ausgehändigt?
- Stehen Inspektionsberichte zur Verfügung?
- Werden Kontrollen durchgeführt?
- Ist ein Kontakt zu Angehörigen anderer Bewohner möglich?
- die Art des Vertrags mit der Einrichtung
- die anderen Bewohner
- Aufgaben und Funktionen der Mitarbeiter
- Möglichkeiten der Mitwirkung von Angehörigen (Was ist erlaubt und was nicht?)
- Therapien/Aktivitäten innerhalb des Hauses
- Möglichkeiten zur Weiterführung von Aktivitäten.

Nach der Unterbringung benötigen Angehörige:

- eine Kopie des Vertrags mit der Einrichtung
- ein Handbuch

- Informationen über die Krankheit
- Mitwirkung an der persönlichen Gestaltung des Zimmers
- Mitwirkung an der Erstellung des ersten Pflegeplans.

Die Einrichtung benötigt Informationen über:

- den demenzkranken Menschen und seine Angehörigen (Hausbesuch vor der Aufnahme):
- wichtigste Daten und Bezugspersonen
- wichtige Aspekte (Vorlieben, Abneigungen), die eine Rolle im täglichen Leben spielen
- die Lebensgeschichte
- die Beziehung zwischen dem pflegenden Angehörigen und dem demenzkranken Menschen
- Sprache
- kulturelle und spirituelle Aspekte
- Spannungen zwischen dem demenzkranken Menschen und Angehörigen hinsichtlich der Wahl und Lage der Pflegeeinrichtung.

Die Einrichtung sollte Angehörige in der Zeit direkt nach dem Einzug zu Rückmeldungen ermutigen. Dies erfordert:

- Offenheit gegenüber konstruktiver Kritik
- Unterstützung des Selbstbewusstseins von Angehörigen, für ihre Rechte und die des Bewohners einzutreten.

Die Pflegeeinrichtung sollte sowohl auf krisenbedingte als auch geplante Aufnahmen von Menschen mit Demenz vorbereitet sein.

7.6 Schlussbemerkungen

Am Ende dieses Buches werfen wir noch einen Blick auf die Herausforderungen der Zukunft. Wie wir in Kapitel 4 herausgestellt haben, gibt es drei Bereiche, in denen Familienangehörige von Menschen mit Demenz in Pflegeeinrichtungen eingebunden werden können: Beaufsichtigung der institutionellen Versorgung und Pflege, Übernahme der Rolle des Fürsprechers, Gewährleistung einer individuellen Versorgung und Pflege.

Die Aufgabe der Fürsprache und Beteiligung an Entscheidungsprozessen erhält durch die Umsetzung des Mental Capacity Act (2005) in England und Wales eine ganz neue Dimension. Zum ersten Mal sind Entscheidungen zur Versorgung eines Menschen, der selbst keine Entscheidungen mehr treffen kann, in einen gesetzlichen Rahmen gestellt worden. Vielleicht hat der Betroffene bereits deutlich gemacht, welche Maßnahmen er ablehnt oder hat einen Angehörigen bestimmt, der im Namen seiner selbst handeln soll. Die Rolle des Angehörigen als Fürsprecher wird in Zukunft noch wichtiger werden und weiter in den Blickpunkt rücken. Bereits seit einiger Zeit ist bekannt, dass sich die Rolle der Familie bei Entscheidungsfindungsprozessen innerhalb einer Pflegeeinrichtung in vielerlei Hinsicht positiv auf zwischenmenschliche Beziehungen auswirkt. In einer Studie von Rowles und High (1996) beispielsweise zeigte sich, dass die Einbindung von Angehörigen in die weitergehende Versorgung des Menschen mit Demenz eine biografische «Brücke» zwischen dem früheren Leben zu Hause und der neu erworbenen Identität als Bewohner einer Pflegeeinrichtung darstellt. Diese biografische «Brücke» ist entscheidend dafür, dass die Mitarbeiter der Einrichtung auf einer persönlichen Ebene agieren können – und nicht auf der Basis eines kräftemäßigen Ungleichgewichts zwischen Mitarbeiter und Bewohner. Wie Rowles und High (1996) weiterhin zeigten, unterstützen Angehörige nicht nur die Mitarbeiter der Pflegeeinrichtung bei der Gestaltung einer individuelleren Versorgung, sondern übernehmen während ihrer Besuche auch selbst bestimmte, sehr persönliche Aufgaben. Sie umsorgen den demenzkranken Menschen fürsorglich, damit er sich wohl fühlt und beaufsichtigen die Versorgung und Pflege, die er in der Institution erhält. Dies ist eine wichtige Beobachtung und sie entspricht dem Ergebnis von Nolan und Keady (2001), wonach Familien von Menschen mit fortgeschrittener Demenz größere Zufriedenheit empfinden, wenn sie bestimmte, sehr persönliche Aufgaben übernehmen, was sie wiederum motiviert, ihre Rolle als pflegende Angehörige weiterhin auszufüllen. Solche emotionalen Bedürfnisse und Bindungen enden nicht, wenn der demenzkranke Mensch in eine Pflegeeinrichtung zieht. Was sich ändert, ist lediglich der Kontext, in dem Versorgung und Pflege stattfindet.

Sich um einen Partner oder Elternteil zu kümmern, ist sicherlich ein deutlicher Ausdruck menschlicher Liebe und dies tun zu können sollte, wenn immer dieser Wunsch geäußert wird, ermöglicht werden. Die Mitarbeiter in der Pflege sollten diese Fürsorgerolle von Angehörigen nicht als Konkurrenz betrachten, die sie in ihrer eigenen Rolle beschneidet. Hier ist «Einbindung» das Lösungswort für eine

Entwicklung erfolgreicher Partnerschaften. Gaugler et al. (2004) betrachteten die Reaktion auf das Bedürfnis der Familie danach, gebraucht zu werden, als eine Herangehensweise, durch die die Einbindung von Familien in Pflegeeinrichtungen gestärkt und das Leben der Bewohner bereichert werden kann. Daher sollten alle Barrieren, die eine solche Einbindung behindern, abgebaut werden und an ihre Stelle Partnerschaft und Mitwirkung gesetzt werden.

Die Herausforderung der Zukunft liegt darin, dass Pflegeeinrichtungen immer mehr Menschen mit fortgeschrittener Demenz aufnehmen müssen. Die Persönlichkeit zu erhalten und eine individuelle Versorgung zu gewährleisten, wenn Kommunikation schlecht möglich und Reaktionen schwer zu erkennen und zu interpretieren sind, ist keine leichte Aufgabe. Pflegeeinrichtungen werden sich darauf einstellen müssen, Familien auf das Endstadium und die terminale Phase von Demenz vorzubereiten, damit sie mit dieser Situation umgehen können und nicht zusammenbrechen. Eine solche Vorbereitung von Angehörigen gilt als Maß für eine gute Praxis (Robinson et al. 2005), doch ist dazu notwendig, dass sich auch die Mitarbeiter in der Pflege dieser Menschen und in der Konfrontation mit Gefühlen, die ein solches Thema auslöst, kompetent fühlen.

Die Rolle von Angehörigen als diejenigen, die innerhalb der Pflegeeinrichtung die Versorgung des Menschen mit Demenz beaufsichtigen, wurde von Sandberg, Lundh und Nolan (2001) als ein «Akt des Bewahrenwollens» interpretiert, durch den man die Situation «im Auge behalten» will. Sicherlich ist dieses «Bewahrenwollen» in der Zeit nach dem Einzug in die Pflegeeinrichtung am stärksten ausgeprägt – dann, wenn Angehörige am meisten von sich erwarten und sehr unter Gefühlen von Schuld, Verlust und Unsicherheit leiden. Wie Davies und Nolan (2004) berichteten, verbessert sich die Integration der Angehörigen, wenn diese von Anfang an in der Lage sind, sich selbst als in Partnerschaft mit den Mitarbeitern Agierende zu betrachten. Eine auf Integration ausgerichtete Philosophie von Pflege wird deshalb ein entscheidender Faktor für den wahrgenommenen Erfolg bzw. für die Mitwirkung und das Zusammengehörigkeitsgefühl innerhalb einer Pflegeeinrichtung sein (Weman und Fagerberg 2006). Diese stehen immer mehr unter Beobachtung, wobei in Großbritannien die Debatte weitergeführt wird, wie Pflegeplätze finanziert werden sollen. Die Erwartungen an die Qualität der Versorgung werden immer höher, doch werden dafür nicht mehr öffentliche Mittel zur Verfügung gestellt. Wenn die Qualität der Pflege in Zukunft immer weiter verbessert werden soll, dann besteht die größte Herausforderung möglicherweise darin, die Integration der Familie von Anfang an zu gewährleisten. Immer mehr Einrichtungen (und Gruppen von Einrichtungen) machen sich ernsthaft Gedanken dazu, wie sie die von ihnen erstrebte qualitativ gute Dienstleistung sicherstellen können. Angehörige müssen in diesem Prozess als Schlüssel zur Lösung des Problems betrachtet werden. Dies könnte in Zukunft dazu führen, dass spezielle Programme zur Integration von Angehörigen in Pflegeeinrichtungen nicht länger erforderlich sind, weil die gesamte Philosophie auf eine beziehungszentrierte, familienintegrierende Pflege ausgelegt ist. Der Weg bis dahin ist allerdings noch weit!

Anhang

Weitere Informationen zu den in Kapitel 2 und 3 beschriebenen Forschungsprojekten

Kapitel 2

Studie: «Admission into nursing and residential care: developing a proactive response to carers of older people»

(Aufnahme in eine Pflegeeinrichtung: Entwicklung einer proaktiven Reaktion auf pflegende Angehörige von älteren Menschen)

Diane Seddon, Institute of Medical and Social Care Research, University of Wales Bangor

Kate Jones, Institute of Medical and Social Care Research, University of Wales Bangor

Mari Boyle, Princess Royal Trust for Carers

Finanziert von: National Lottery Charities Board, Health and Social Research Programme

Relevante Methoden für die in Kapitel 2 aufgeführten Ergebnisse

Insgesamt wurden für diese Studie 78 Familienmitglieder, deren Angehörige noch nicht lange in einer Pflegeeinrichtung lebten, nach ihren Erfahrungen befragt. Die in Kapitel 2 aufgeführten Auszüge aus persönlichen Berichten von Angehörigen dienen dazu, ihre Rolle und Verantwortungsbereiche in der Einrichtung sowie ihren Beitrag zur weiteren Betreuung und Versorgung des Menschen mit Demenz zu beschreiben. Die zehn Monate später mit 29 dieser Angehörigen erneut durchgeführten Interviews verdeutlichen, wie sich der Prozess über die Zeit hinweg entwickelt hat. Dadurch wurde eine Untersuchung des komplexen und dynamischen Charakters dieser Erfahrungen möglich.

Die Stichprobe wurde aus Briefen rekrutiert, die von 37 Pflegeeinrichtungen in Nord Wales an Angehörige verteilt worden waren, wobei die Einrichtungen sowohl ländliche als auch städtische Gebiete abdeckten. Das Alter der Angehörigen lag zwischen 53 und 86 Jahren, bei einem Durchschnittsalter von 60 Jahren. Die meisten (72 %) waren Frauen, 60 % waren Söhne oder Töchter der Bewohner und 15 % Lebenspartner. Die Bewohner der Einrichtungen waren durchschnittlich 86 Jahre alt (von 65 bis 100 Jahre). Nicht alle waren mit der Diagnose Demenz aufgenommen worden, doch litten zwei Drittel unter erheblichen Gedächtnisstörungen. Die 29 Angehörigen, die etwa zehn Monate nach der ersten Befragung zum zweiten Mal interviewt worden waren, sollten repräsentativ für die gesamte Stichprobe sein. Hierbei handelte es sich um neun Töchter, neun Söhne, neun Ehefrauen und zwei Ehemänner.

Kapitel 3
Studie: «The interface between family caregivers and institutional care for people with Alzheimer's disease and related disorders»

(Die Schnittstelle zwischen pflegenden Angehörigen und institutioneller Versorgung von Menschen mit einer Demenz vom Alzheimer-Typ und damit in Beziehung stehenden Erkrankungen)

Projektpartner:

University of Wales Bangor, Großbritannien

Bob Woods, Institute of Medical and Social Care Research

John Keady, School of Nursing and Midwifery

Clare Wenger, Institute of Medical and Social Care Research

Helen Ross, Institute of Medical and Social Care Research

Nursing Science, Faculty of Health Sciences, Linköping
University und University College of Health Sciences, Jönköping, Schweden

Ulla Lundh

Ingrid Hellström

Dementia Services Information and Development Centre, St. James Hospital, Dublin, Irland

Brian Lawlor

Mary Drury

Dirección General de Politica Social, Communidad Autónoma de la Región de Murcia, Spanien

Alicia Sarabia Sánchez

Eva Rubio Fernández

Finanziert durch die Europäische Kommission

Relevante Methoden für die in Kapitel 3 aufgeführten Ergebnisse

Bei diesem Projekt wurden verschiedene Methoden eingesetzt, um Sichtweisen und Meinungen von Angehörigen und Mitarbeitern in Pflegeeinrichtungen zusammenzutragen. Dazu zählten halbstrukturierte individuelle Gespräche, Diskussionsgruppen, Briefbefragungen und Konsensustreffen, bei denen verschiedenste Interessenvertreter zusammenkamen, um die aufkommenden Probleme zu erörtern. Insgesamt nahmen an diesem Prozess über 60 Mitarbeiter und 100 Angehörige aus den vier Ländern teil. Wann immer möglich, wurden die Gespräche aufgezeichnet und anschließend schriftlich dokumentiert sowie die Beiträge in den Diskussionsgruppen detailliert protokolliert. Die Arbeit vor Ort wurde analysiert, um die Problembereiche zu erkennen und anschließend mit Fachleuten sowie ehrenamtlichen Organisationen bei den Konsensustreffen diskutiert. Ziel war die Erarbeitung von Möglichkeiten, wie Beziehung zwischen Mitarbeitern und Angehörigen und eine konstruktive Zusammenarbeit beider Seiten stattfinden kann. Des Weiteren wurden Hindernisse aufgezeigt, die gut funktionierenden Beziehungen im Wege stehen.

In welchem Kontext stehen die Pflegeeinrichtungen in den vier beteiligten Ländern?

Obwohl die Unterschiede zwischen den vier teilnehmenden Ländern groß sind – unterschiedlicher Anteil älterer Menschen, verschiedene Arten von Pflegeeinrichtungen für Menschen mit Demenz – so gibt es doch einige bedeutende Gemeinsamkeiten. Dazu zählt die allgemeine Erkenntnis, dass die Anzahl der Menschen mit Demenz, die Pflege und Unterstützung brauchen, insgesamt zunimmt, wobei der Anteil älterer Menschen in Schweden und Großbritannien bereits hoch ist. In Spanien sieht man sich mittlerweile ebenfalls mit dieser Situation konfrontiert. In Irland steigt der Anteil der älteren Bevölkerung auch – allerdings hier von einem niedrigeren Ausgangsalter ausgehend. Eine weitere Gemeinsamkeit war die Erkenntnis, dass es verschiedene Faktoren gibt, die eine familiäre Versorgung einschränken. Einige Menschen mit Demenz haben beispielsweise gar keine Angehörigen, die sie versorgen könnten, andere werden von Menschen versorgt, die selbst gesundheitliche Probleme haben und bei wieder anderen ist die Versorgung so problematisch, dass sie zu Hause nur schwer möglich ist. Des Weiteren war man übereinstimmend der Meinung, dass gute Pflege in Pflegeeinrichtungen schwierig ist, dass die Pflegestandards verbessert werden sollten und dass Mitarbeiter in der Pflege manchmal schwierige Aufgaben zu bewältigen haben.

Problematisch ist die Situation der institutionalisierten Pflege älterer Menschen auch deshalb, weil ihr aus ihrer Geschichte resultierend immer noch ein negatives Stigma anhaftet. In Schweden beispielsweise entwickelten sich Pflegeeinrichtungen für ältere Menschen Anfang des zwanzigsten Jahrhunderts aus den Armenhäusern. In Großbritannien entstanden sie nach dem zweiten Weltkrieg aus den «Arbeitshäusern» und Krankenhausabteilungen wurden in ehemaligen «Irrenanstalten» untergebracht. Aus diesen Entwicklungen resultierte die negative Einstellung gegenüber der institutionalisierten Pflege, weshalb sie in Spanien beispielsweise immer noch als letzter Ausweg angesehen und mit Gefühlen des von den Angehörigen Nicht-Geliebtwerdens assoziiert wird. In Großbritannien und Schweden veränderte sich die Einstellung etwas, als eine Reihe qualitativ besserer Einrichtungen entstanden. Heute kommen ältere Menschen langsam dahin, dieser Lebensform etwas Positives abzugewinnen, denn viele wollen ihren Familien nicht zur Last fallen, und dieses Bedürfnis überwiegt immer häufiger ihre Furcht davor.

Allerdings wird diese langsam aufkommende positive Sichtweise des Beitrags, den Pflegeeinrichtungen innerhalb des breiten Spektrums von Pflege leisten, von den Beispielen zunichte gemacht, die von den Medien aufgegriffen werden – wie beispielsweise in Schweden, wo von Einrichtungen berichtet wurde, in denen die Menschen nachmittags ins Bett müssen oder nicht vor Mittag aufstehen können, weil zu wenig Personal da ist, oder wo sie kaltes Essen erhalten, weil nicht genügend Mitarbeiter zur Verfügung stehen, die beim Essen helfen, oder wo Bewohner einnässen, nicht gesäubert werden und das Haus nach Urin riecht. Ähnlich in Großbritannien, wo es mehrere Skandale wegen schlechter Versorgung in Einrichtungen für Menschen mit Demenz gab. Hierbei handelte es sich sowohl um Institutionen des National Health Service und um lokale Behörden als auch um privat geführte Häuser. In einigen Fällen wurde sogar über körperliche Misshandlungen an Bewohnern berichtet. In Zeitungen und im Fernsehen wird immer mal wieder auf solche Missstände hingewiesen, obwohl derartige Berichte weniger Beachtung zu finden scheinen als solche über Missstände in der Kinderbetreuung. In Irland führte 2005 eine derartige Reportage dazu, dass Veränderungen in den Vorschriften für Pflegeeinrichtungen angekündigt wurden. In Spanien wurden ebenfalls Fälle bekannt und öffentlich untersucht, in denen Bewohner in Pflegeeinrichtungen wie Kleinkinder behandelt oder physisch und psychisch isoliert wurden, um ihr Verhalten unter Kontrolle zu halten.

Die vor Ort durchgeführten Untersuchungen machten deutlich, dass die Integration von Angehörigen in Pflegeeinrichtungen in Großbritannien und Schweden weiter entwickelt ist als in Spanien oder Irland, wo die Distanz zwischen Personal und Familien allgemein größer zu sein scheint. In Großbritannien war die Gründung der Relatives Association (1999 umbenannt in Relatives and Residents Association) hilfreich für Angehörige von älteren Menschen in Pflegeeinrichtungen, da sie dadurch eine Möglichkeit erhielten, ihre Erfahrungen auszutauschen und sich für eine engere Partnerschaft zu engagieren. Ein weiterer wichtiger Faktor scheint zu sein, dass man in Schweden und Großbritannien auf die alternde Bevölkerungsstruktur reagiert hat und deshalb einiges für die Entwicklung innovativer Ansätze zur Versorgung von Menschen mit Demenz getan hat. Im Gegensatz dazu sind in Spanien Einrichtungen zur Langzeitversorgung von Menschen mit Demenz erst in jüngerer Zeit entstanden. Das bedeutet jedoch nicht, dass es in Großbritannien und Schweden ideale Systeme für die Zusammenarbeit von Mitarbeitern und Angehörigen gibt. Es ist eher so, dass sie mehr Erfahrung und ein höheres Bewusstsein für die Spannungen haben, die in dieser Beziehung aufkommen können.

Literaturverzeichnis

Almberg, B., Grafstrom, M., Krichbaum, K. and Winblad, B. (2000) The interplay of institution and family caregiving: relations between patient hassles, nursing home hassles and caregivers' burden. *International Journal of Geriatric Psychiatry* 15, 931–939.

Aneshensel, C. S., Pearlin, L.I., Mullan, J.T., Zarit, S.H. and Whitlatch, C.J. (1995) *Profiles in Caregiving: The Unexpected Career.* San Diego: Academic Press.

Audit Commission (1999) *Forget Me Not* London: Audit Commission.

Aveyard, B. and Davies, S. (2006) Moving forward together: evaluation of an action group involving staff and relatives within a nursing home for older people with dementia. *International Journal of Older People Nursing 1*, 2, 95–104.

Bonjean, M.J. and Bonjean, R.D. (1997) Working With the Family. In C.R. Kovcach (ed.) *Late-Stage Dementia Care – A Basic Guide*. London: Taylor and Francis.

Brooker, D. (2004) What is person-centred care in dementia? *Reviews in Clinical Gerontology 13*, 215–222.

Buck, D., Gregson, B.A., Bamford, C.H., McNamee, P., Farrow, G.N., Bond, J. and Wright, K. (1997) Psychological distress among informal supporters of frail older people at home and in institutions. *International Journal of Geriatric Psychiatry 12*,737–744.

Davies, S. and Nolan, M.R. (2003) "Making the best of things": relatives' experiences of decisions about care home entry. *Ageing and Society 23*, 429–450.

Davies, S. and Nolan, M.R. (2004) "Making the move": relatives' experiences of the transition to a care home. *Health and Social Care in the Community 12*, 6, 517–526.

Department of Health (2003) *National Minimum Standards for Care Homes for Older People.* (3rd edn). London: Department of Health.

Dobbs, D., Munn, J., Zimmerman, S., Boustani, M., Williams, C.S., Sloane, P.D. and Reed, P.S. (2005) Characteristics associated with lower activity involvement in long-term care residents with dementia. *Gerontologist 45* (Special Issue 1), 81–86.

Ducharme, F., Levesque, L., Lachance, L., Giroux, F., Legault, A. and Preville, M. (2005a) "Taking care of myself": efficacy of an intervention programme for caregivers of a relative with dementia living in a long-term care setting. *Dementia 4*, 1, 23–47.

Ducharme, F., Levesque, L. Giroux, F. and Lachance, L. (2005b) Follow-up of an intervention programme for caregivers of a relative with dementia living in a long-term care setting: Are there any persistent and delayed effects? *Aging and Mental Health 9*, 5, 461–469.

Garity, J. (2006) Caring for a family member with Alzheimer's disease: coping with caregiver burden post-nursing home placement. *Journal of Gerontological Nursing 32*, 39–48.

Gaugler, J.E. (2005) Family involvement in residential long-term care: a synthesis and critical review. *Aging and Mental Health 9*, 105–118.

Gaugler, J.E., Anderson, K.A., Zarit, S.H. and Pearlin, L.I. (2004) Family involvement in nursing homes: effects on stress and well-being. *Aging and Mental Health 8*, 1, 65–75.

Jones, P.S. and Martinson, I.M. (1992) The experience of bereavement in caregivers of family members with Alzheimer's disease. *IMAGE: Journal of Nursing Scholarship 24*, 3, 172–176.

Kay, D., Forster, D. and Newens, A. (2000) Long-term survival, place of death, death certification in clinically diagnosed pre-senile dementia in Northern England. *British Journal of Psychiatry 177*, 156–162.

Kitwood, T. (1997) *Dementia Reconsidered: ThePerson ComesFirst*. Buckingham: Open University Press. Dt.: (2008) *Demenz. Der person-zentrierte Ansatz im Umgang mit verwirrten Menschen*. 5. A., Bern: Huber.

Lindgren, C.L. (1993) The caregiving career. *IMAGE: Journal of Nursing Scholarship 25*, 3, 214–219.

Lundh, U., Paullson, A. and Hellström, I. (2003) Forging Partnerships in Care Homes: The Impact of an Educational Intervention. In M.R. Nolan, U. Lundh, G. Grant and J. Keady (eds) *Partnerships in Family Care: Understanding the Caregiving Career.* Maidenhead: Open University Press.

Macdonald, A., Carpenter, G.I., Box, O., Roberts, A. and Sahu, S. (2002) Dementia and use of psychotropic medication in non-"Elderly Mentally Infirm" nursing homes in South East England. *Age and Ageing 31*, 58–64.

Margallo-Lana, M., Swann, A., O'Brien, J., Fairbair, A. et al. (2001) Prevalence and pharmacological management of behavioural and psychological symptoms amongst dementia sufferers living in care environments. *International Journal of Geriatric Psychiatry 16*, 39–44.

McCallion, P. (2005) Supporting Families of Persons with Dementia living in Nursing Homes: the Family Visit Education Program. In J.E. Gaugler (ed) *Promoting Family Involvement in Long-term Care Settings*. Baltimore: Health Professions Press.

McCallion, P., Toseland, R.W. and Freeman, K. (1999) An evaluation of a family visit education program. *Journal of American Geriatrics Society 47*, 203–214.

Medizinischer Dienst der Spitzenverbände der Krankenkassen e.V. (MDS) (Hrsg.) (2005): Richtlinien/Erhebungsbogen/MDK-Anleitungen – Grundlagen der MDK-Qualitätsprüfungen in der stationären Pflege, Essen.

Nolan, M. and Keady, J. (2001) Working with Carers. In C. Cantley (ed) *A Handbook of Dementia Care*. Buckinghamshire: Open University Press.

Nolan, M.R., Grant, G., Keady, J. and Lundh, U. (2003) New Directions for Partnerships: Relationship-centred Care. In M.R. Nolan, U. Lundh, G. Grant and J. Keady (eds) *Partnerships in Family Care: Understanding the Caregiving Career.* Maidenhead: Open University Press.

Nolan, M., Brown, J., Davies, S., Nolan, J. and Keady,J. (2006) *The Senses Framework: Improving Care for Older People Through a Relationship-Centred Approach*. Sheffield: University of Sheffield.

Perkins, R.E. and Poynton, C.F. (1990) Group counselling for relatives of hospitalised presenile dementia patients: A controlled study. *British Journal of Clinical Psychology 29*, 287–295.

Pillemer, K., Hegeman, C.R., Albright, B. and Henderson, C. (1998) Building bridges between families and nursing home staff: The Partners in Caregiving Program. *Gerontologist 38*, 499–503.

Pillemer, K., Suitor, J., Henderson, C.R., Meador, R. et al. (2003) A cooperative communication intervention for nursing home staff and family members of residents. *Gerontologist 43* (Special Issue II), 96–106.

Port, C.L. (2004) Identifying changeable barriers to family involvement in the nursing home for cognitively impaired residents. *Gerontologist 44*, 770–778.

Port, C. L., Zimmerman, S., Williams, C.S., Dobbs, D., Preisser, J.S. and Williams, S.W. (2005) Families filling the gap: comparing family involvement for assisted living and nursing home residents with dementia. *Gerontologist 45* (Special Issue I), 87–95.

Ritchie, K. and Ledesert, B. (1992) The families of the institutionalized dementing elderly: a preliminary-study of stress in a French caregiver population. *International Journal of Geriatric Psychiatry 7*, 5–14.

Robinson. L., Hughes, J., Daley, S., Keady, J., Ballard, C. and Volicer, L. (2005) End-of-life care and dementia. *Reviews in Clinical Gerontology 15*, 135–148.

Robison, J. and Pillemer, K.A. (2005) Partners in Caregiving: Cooperative Communication between Families and Nursing Homes. In J.E. Gaugler (ed) *Promoting Family Involvement in Long-term Care Settings*. Baltimore: Health Professions Press.

Rowles, G.D. and High, D.M. (1996) Individualizing care: family roles in nursing home decision-making. *Journal of Gerontological Nursing 22*, 3, 20–25.

Rubin, A. and Shuttlesworth, G.E. (1983) Engaging families as support resources in nursing home care: Ambiguity in the subdivision of tasks. *Gerontologist 23*, 632–636.

Ryan, A. (2002) Transitions in care: family carers' experiences of nursing home placement. *Nursing Times Research 7*, 324–334.

Sancier, B. (1984) A model for linking families to their institutionalized relatives. *Social Work 29*, 63–65.

Sandberg, J., Lundh, U. and Nolan, M,R. (2001) Placing a spouse in a care home: the importance of keeping. *Journal of Clinical Nursing 10*, 406–416.

Scottish Executive (2004) *National Care Standards: Care Homes for Older People*. Edinburgh: Scottish Executive.

Seddon, D., Jones, K. and Boyle, M. (2001) Admission into nursing and residential care: developing a proactive response to carers of older people. *Final Report to the National Lotteries Board, Health and Social Research Programme*. Bangor: Institute of Medical and Social Care Research.

Seddon, D., Jones, K. and Boyle, M. (2002) Committed to caring: carer experiences following the admission of a relative into nursing or residential care. *Quality in Ageing 3*, 16–26.

Schwartz, A.N. and Vogel, M.E. (1990) Nursing home staff and residents' families role expectations. *Gerontologist 30*, 49–53.

Sweeting, H.N. and Gilhooly, M.L.M. (1990) Anticipatory grief: a review. *Social Science Medicine 30*, 10, 1073–1080.

Teno, J.M., Landrum, K. and Lynn, J. (1997) Defining and measuring outcomes in end-stage dementia. *Alzheimer Disease and Associated Disorders 11*, 6, 25–29.

Tornatore, J.B. and Grant, L.A. (2002) Burden among family caregivers of persons with Alzheimer's disease in nursing homes. *Gerontologist 42*, 497–506.

Walker, E. and Dewar, B.J. (2001) How do we facilitate carers' involvement in decision-making? *Journal of Advanced Nursing 34*, 3, 329–337.

Welsh Assembly Government (2004) *National Minimum Standards for Care Homes for Older People*, Cardiff: Welsh Assembly Government.

Weman, K. and Fagerberg, I. (2006) Registered nurses working together with family members of older people. *Journal of Clinical Nursing 15*, 281–289.

Whitlatch, C.J., Schur, D., Noelker, L.S., Ejaz, F.K. and Looman, W.J. (2001) The stress process of family caregiving in institutional settings. *Gerontologist 41*, 462–473.

Woods, B, Keady, J., Ross, H. and Wenger, C. (2008) *A Training Package for Involving Families in Dementia Care Homes*. DVD. London/Philadelphia: JKP.

Woods, B. (1999) The person in dementia care. *Generations 23*, 3, 35–39.
Woods, B. and Matthison, G. (1996) *Report on a Postal Survey of Members of the Relative's Association Having Relatives/Friends in Residential Care*. Bangor: DSDC Wales.
Woods, R.T. and Macmillan, M. (1994) Home at Last? Impact of Local "Homely" Care on Relatives of People with Dementia. In D. Challis, B. Davies and K. Traske (eds) *Community Care: New Agendas and Challenges from the UK and Overseas*. Aldershot: Ashgate.
Yamamoto-Mitani, N., Aneshensel, C. and Levy-Storms, L. (2002) Patterns of family visiting with institutionalized elders: the case of dementia. *Journal of Gerontology: Social Sciences 57B*, 234–246.
Zarit, S.H. and Whitlatch, C.J. (1993) The effects of placement in nursing homes on family caregivers: short and long term consequences. *Irish Journal of Psychology 14*, 25–37.
Zimmerman, S., Sloane, P.D., Williams, C.S., Reed, P.S. et al. (2005) Dementia care and quality of life in assisted living and nursing homes. *Gerontologist 45* (Special Issue I), 133–146.

Literaturverzeichnis (dt.)

Gekürzte Version auf Grundlage der Empfehlungen der Deutschen Alzheimer Gesellschaft e.V., erg. v. Jürgen Georg, Elke Steudter und Lisa Binse 2-2009

Informationen über das Krankheitsbild und den Umgang mit Demenzkranken

Alzheimer Europe (Hrsg.): Handbuch der Betreuung und Pflege von Alzheimer-Patienten. 2., aktualisierte und erweiterte Auflage, Thieme, Stuttgart, 2005
Bell, V.; Troxel, D.: Richtig helfen bei Demenz. Reinhardt Verlag, München, 2004
Bowlby Sifton, C.: Das Demenz-Buch. Ein «Wegbegleiter» für Angehörige und Pflegende. Huber, Bern/Göttingen, 2007
Beyreuther, K.; Einhäupl, K.M.; Förstl, H.; Kurz, A.: Demenzen. Grundlagen und Klinik, Thieme, Stuttgart, 2002
Böhme G.: Förderung der kommunikativen Fähigkeiten bei Demenz. Huber, Bern 2008
Bredenkamp R. et al.: Die Krankheit frühzeitig auffangen. Huber, Bern 2008
de Klerk-Rubin, V.: Mit dementen Menschen richtig umgehen. Validation für Angehörige, Reinhardt, München, 2006
Fischer-Börold, C.; Zettl, S.: Demenz. NDR Visite – Die Gesundheitsbibliothek, Schlütersche, Hannover, 2006
Förstl. H. (Hrsg.): Lehrbuch der Gerontopsychiatrie und -psychotherapie, Thieme, Stuttgart, 2002
Forstmeier, S.; Maercker, A.: Probleme des Alterns. Hogrefe, Göttingen 2008
Gutzmann, H., Zank, S.: Demenzielle Erkrankungen, medizinische und psychosoziale Interventionen, Kohlhammer Urban, Stuttgart, 2004
Furtmayr-Schuh, A.: Die Alzheimer Krankheit – das große Vergessen. Kreuz, Stuttgart, 2000
Hauser, Ute: Wenn die Vergesslichkeit noch nicht vergessen ist. KDA (Thema 201), Köln, 2005
Höhn, M.: Häusliche Pflege … und sich selbst nicht vergessen. Was pflegende Angehörige wissen sollten. Papyrossa, 2004
Kastner, U.; Löbach, R.: Handbuch Demenz. Elsevier, München, 2007
Klessmann, E.; Wollschläger, P.: Wenn Eltern Kinder werden und doch die Eltern bleiben. Huber, Bern/Göttingen, 6. Auflage 2006

Krämer, G.: Alzheimer Krankheit. Antworten auf die häufigsten Fragen. Trias, Stuttgart, 2000
Landesinitiative Demenz-Service NRW (Hrsg.): «Wie geht es Ihnen?» – Konzepte und Materialien zur Einschätzung des Wohlbefindens von Menschen mit Demenz. Köln: KDA, 2005
Lind, S.: Demenzkranke Menschen pflegen. 2. A., Huber, Bern 2007.
Mace, N. L., Rabins, P. V.: Der 36-Stunden-Tag. Die Pflege des verwirrten älteren Menschen. Huber, Bern/Göttingen 5. Aufl. 2001
Martin M.; Schelling H. R. (Hrsg.): Demenz in Schlüsselbegriffen. Huber, Bern, 2005.
Niemann-Mirmehdi, Mahlberg, R.: Alzheimer – was tun, wenn die Krankheit beginnt? Trias, Stuttgart, 2003
Powell, Jennie: Hilfen zur Kommunikation bei Demenz. Kuratorium Deutsche Altershilfe, Köln 2002, Tel. 0221/931847-0
Richter, B.; Richter R. W.: Alzheimer in der Praxis, (ärztlicher Ratgeber) Huber, Bern/Göttingen, 2004
Stiftung Warentest: Demenz – Hilfe für Angehörige und Betroffene, Verbraucherzentrale Nordrhein-Westfalen, 2006
Tackenberg, P.; Abt-Zegelin, A. (Hrsg.): Demenz und Pflege: Eine interdisziplinäre Betrachtung. Frankfurt a.M.: Mabuse Verlag, 2000
Wächtler, C. (Hrsg.): Demenzen – Frühzeitig erkennen, aktiv behandeln, Betroffene und Angehörige effektiv unterstützen. 2. A., Thieme, Stuttgart 2003
Weidenfelder, M.: Mit dem Vergessen leben: Demenz, Verwirrte alte Menschen verstehen und einfühlsam begleiten, Kreuz, Stuttgart, 2004
Whitehouse P. J.; George D.: Mythos Alzheimer. Huber, Bern 2009

Pflege, Pflegekonzepte

Böhm, E.: Verwirrt nicht die Verwirrten. Neue Ansätze geriatrischer Krankenpflege. Psychiatrie-Verlag, Bonn, 2004
Bölicke, C. et al.: Ressourcen erhalten. Reihe: Gemeinsam für ein besseres Leben mit Demenz. Huber, Bern/Göttingen, 2007
Brooker, D.: Person-zentriert pflegen – Das VIPS-Modell zur Pflege und Betreuung von Menschen mit Demenz. Huber, Bern, 2008
Buchholz, T.; Schürenberg, A.: Basale Stimulation in der Pflege alter Menschen. Huber, Bern, 3., überarb. und erw. Auflage, 2008
Chapman, Alan; Jackson, F. A.; McDonald, C .: Wenn Verhalten uns herausfordert ..., Demenz Support Stuttgart gGmbH, Tel.: 0711/99787-10, 16,00 €
Feil, N.: Validation, Reinhardt-Verlag, München, 2005
Fischer, T.: Schmerzeinschätzung bei Menschen mit schwerer Demenz. Huber, Bern 2009
Gatterer, G.; Croy, A.: Leben mit Demenz. Springer Verlag, Heidelberg/Berlin, 2005
Grond, Erich: Pflege Demenzkranker; Schlütersche, Hannover, 2005[3]
Gutensohn, Stefan: Endstation Alzheimer? Ein überzeugendes Konzept zur stationären Betreuung. Mabuse, Frankfurt, 2000
Hasseler, M.: Was Pflegebedürftige wirklich brauchen ... Schlütersche, Hannover
Innes, A. (Hrsg.): Die Dementia Care Mapping Methode (DCM). Huber, Bern, 2004
Jenkins, D.: Der beste Anzug, Hautpflege bei Menschen mit Demenz, KDA, Köln 2006
Kasten, E.; Utecht, C.; Waselewski, M.: Den Alltag demenzerkrankter Menschen neu gestalten, Schlütersche, Hannover, 2004

Kitwood T.: Demenz. Der personenzentrierte Ansatz im Umgang mit verwirrten Menschen. Huber, Bern/Göttingen, 5. Aufl. 2008

König, J.; Zemlin, C.: 100 Fehler im Umgang mit Menschen mit Demenz und was Sie dagegen tun können. Schlütersche, Hannover 2008

Kolb, C.: Nahrungsverweigerung bei Demenzkranken. PEG-Sonde – ja oder nein? Mabuse Verlag, Frankfurt, 2003

Kostrzewa, S.: Palliative Pflege von Menschen mit Demenz. Huber, Bern/Göttingen, 2007

Kuratorium Deutsche Altershilfe: Qualitätshandbuch Leben mit Demenz. KDA, Köln, 2001

Lixenfeld, C.: Niemand muss ins Heim. Menschenwürdig und bezahlbar – ein Plädoyer für die häusliche Pflege. Ullstein, München 2009

Marshall, M.; Allan, K.: «Ich muss nach Hause» – Ruhelos umhergehende Menschen mit einer Demenz verstehen. Huber, Bern 2009

Mischo-Kelling, M.; Schütz-Pazzini, P. (Hrsg.) (2007) *Primäre Pflege in Theorie und Praxis. – Herausforderungen und Chancen.* Bern: Huber.

Richter, B.; Richter R. W.: Alzheimer in der Praxis (ärztlicher Ratgeber) Huber, Bern, 2004

Palmowski, S.: Ambulante Pflege – Die beste Pflege für zu Hause finden. Verbraucher-Zentrale NRW, Düsseldorf 2008

Plemper, B. et al.: Gemeinsam betreuen. Reihe: Gemeinsam für ein besseres Leben mit Demenz. Huber, Bern/Göttingen, 2007

Robert Bosch Stiftung (Hrsg.): Gemeinsam für ein besseres Leben mit Demenz – Gesamtausgabe. Huber, Bern/Göttingen, 2007

Sachweh, S.: Spurenlesen im Sprachdschungel. Kommunikation und Verständigung mit demenzkranken Menschen. Huber, Bern 2008

Tackenberg, P., Abt-Zegelin, A.: Demenz und Pflege. Eine interdisziplinäre Betrachtung. Mabuse, Frankfurt, 2004

van der Kooij, C.: «Ein Lächeln im Vorübergehen» – Erlebensorientierte Altenpflege mit Hilfe der Mäeutik. Huber, Bern, 2007

von Reibnitz, C: Homecare. Huber, Bern 2008

Wißmann, P. et al.: Demenzkranken begegnen. Reihe: Gemeinsam für ein besseres Leben mit Demenz. Huber, Bern/Göttingen, 2007

Angehörigen- und familienorientierte Pflege und Betreuung

Beratung und Unterstützung für Angehörige (wissenschaftliche Beiträge)

Arnold; Hedtke-Becker: Angehörige pflegebedürftiger alter Menschen – Experten im System häuslicher Pflege, Verlag Soziale Theorie & Praxis GmbH (VSTP) 2000

Becker, R.: Häusliche Pflege von Angehörigen. Beratungskonzeptionen für Frauen. Mabuse Frankfurt 1997

Blom, M.; Duijnstee, W.; Schnepp, W.: Wie soll ich das nur aushalten? – Mit dem Pflegekompass die Belastung pflegender Angehöriger einschätzen. Huber, Bern 1999 [vgr.]

Franke, L.: Demenz in der Ehe, Über die verwirrende Gleichzeitigkeit von Ehe- und Pflegebeziehung. Mabuse-Verlag, Ff/M. 2006

Friedemann, M.-L.; Köhlen, C.: Familien- und umweltbezogene Pflege. 2. A., Huber, Bern 2003

Gehring, M.; Kean, S.; Hackmann, M.; Büscher, A. (Hrsg.) Familienbezogene Pflege. Huber, Bern 2001

Geister, C.: «Weil ich für meine Mutter verantwortlich bin» – Der Übergang von der Tochter zur pflegenden Tochter. Huber, Bern 2003

George, W.; George, U.: Angehörigenintegration in der Pflege, Reinhardt-Verlag, München, 2003

Grässel, E.; Leutbecher, M.: Häusliche Pflege-Skala HPS zur Erfassung der Belastung bei betreuenden oder pflegenden Personen, VLESS 1994

Hasseler, M.: Was Pflegebedürftige wirklich brauchen … Schlütersche, Hannover

Kress, H.; Kress, V.: Familienpflege – Verstehen und erziehen. H&T, Hamburg. 2004, 2.A.

McGoldrick, M.; Gerson, R.; Petry, S.: Genogramme in der Familienberatung. Huber, Bern 2008, 2.A.

Salomon, J.: Häusliche Pflege zwischen Zuwendung und Abgrenzung. Wie lösen pflegende Angehörige ihre Probleme? Eine Studie mit Leitfaden zur Angehörigenberatung. KDA, Köln 2005

Schnepp, W.: Angehörige pflegen. Huber, Bern 2002

Schönberger, C.; Stolz, P.: Betreutes Leben in Familien – Psychiatrische Familienpflege. Ein Handbuch für die Praxis. Psychiatrie-Verlag, Bonn 2003

Simpfendörfer, D.: Familienpflege – Leistungsbeschreibungen. H&T, Hamburg. 2001

Tönnies, I.: Abschied zu Lebzeiten. Wie Angehörige mit Demenzkranken leben. Balance Buch + Medien Verlag

Urlaub, K.-H. Angehörigenarbeit in Heimen. KDA, Köln 1995

Verbraucher-Zentrale NRW: Pflegende Angehörige – Balance zwischen Fürsorge und Entlastung, 2003

Wilz, G., Adler, C., Gunzelmann, T.: Gruppenarbeit mit Angehörigen von Demenzkranken. Leitfaden, Hogrefe, Göttingen 2001

Wright, L. M., Leahey M.: Familienorientierte Pflege. Huber, Bern 2009

Beschäftigung, Training, Erinnern

Bayerisches Staatsministerium für Arbeit und Sozialplanung, Familie und Frauen: Musizieren mit dementen Menschen, Ratgeber für Angehörige und Pflegende, Reinhardt, München, 2006, 16,90 €

Bell, V.; Troxel, D.; Tonya, C.; Hamon, R.: So bleiben Menschen mit Demenz aktiv. 17 Anregungen nach dem Best-Friends-Modell, Rheinhardt, München 2007, 29,90 €

Friese, Andrea: Sommerfrische, 28 Kurzaktivierungen im Sommer für Menschen mit Demenz. Vincentz, Hannover, 2007, 32,00 €

Gatz, Sabine, Schäfer Lioba: Themenorientierte Gruppenarbeit mit Demenzkranken – 24 aktivierende Stundenprogramme. Beltz, Weinheim, 2002, 19,80 €

Jöppig, W.: Gedächtnistraining mit dementen Menschen. Bildungsverlag Eins, 2004, 7,90 €

Lambrecht, J.: Jule – Geschichten, wie die heute alten Menschen ihre Kindheit erlebten, Vincentz, Hannover, 2004, 9.80 €

Möllenhoff, H.; Weiß, M.; Heseker, H.: Muskeltraining für Senioren, Ein Trainingsprogramm zum Erhalt und zur Verbesserung der Mobilität mit CD, Behrs Verlag 2005, 52,97 €

Radenbach, J.: Aktiv trotz Demenz – Handbuch für die Aktivierung und Betreuung von Demenzerkrankten. Schlütersche, Hannover 2009

Schmidt-Hackenberg, U.: Anschauen und Erzählen, Gedankenspaziergänge mit demenziell Erkrankten, Vincentz, 2004

Sulser, R.: Ausdrucksmalen für Menschen mit Demenz. Huber, Bern/Göttingen, 2007

Tageszentrum Wetzlar: Lieder-CD's und dazugehörige Liederbücher (Volkslieder, Schlager, Weihnachts- und Kirchenlieder etc. – instrumental und/oder mit Gesang. Zu beziehen über das Tageszentrum am Geiersberg, Geiersberg 15, 35578 Wetzlar, Tel. 06441/437 42; www.tageszentrum-am-geiersberg.de

Trilling, A , Bruce E., Hodgson, S. und Schweitzer P.: Erinnerungen pflegen – Unterstützung und Entlastung für pflegende und Menschen mit Demenz, Vincentz, Hannover 2001

Spiele

Damals – Memoryspiel zum Sich-Erinnern. Wehrfritz

Fiedler, P.: Sonnenuhr. Vincentz, Hannover, 2004

Fiedler, P.: Waldspaziergang. Vincentz, Hannover, 2005

Fotokiste zur Biografiearbeit mit dementen Menschen. Box mit Begleitbuch «Leitfaden zur Biografiearbeit». Vincentz, Hannover, 2003

Gutensohn, S.: Sprichwörter. 400 farbige Karten. Vincentz, Hannover, 2003

Schmidt-Hackenberg, U.: Anschauen und Erzählen – Gedankenspaziergang. Kartensatz und Begleitheft. Vincentz, Hannover, 2004

«Vertellekes» Vincentz-Verlag, Stuttgart, 2006

Ernährung

Borker, S.: Nahrungsverweigerung in der Pflege. Huber, Bern 2002

DED (Deutsche Expertengruppe Dementenbetreuung e. V.): Die Ernährung Demenzkranker in stationären Einrichtungen, 1. Auflage 2005

Rückert, W. et al.: Ernährung bei Demenz. Reihe: Gemeinsam für ein besseres Leben mit Demenz. Huber, Bern/Göttingen, 2007

Wohnen und Pflegeheim

Bär, M.: Demenzkranke Menschen im Pflegeheim besser begleiten. Herausgegeben vom Diakonischen Werk Württemberg. 2. akt. Auflage, Hannover, Schlütersche, 2008

Dürrmann, P. (Hrsg.): Besondere stationäre Dementenbetreuung I, Vincentz, Hannover, 2001

Dürrmann, P. (Hrsg.): Besondere stationäre Dementenbetreuung II, Konzepte, Kosten, Konsequenzen, Vincentz, Hannover, 2005

Gutensohn, Stefan: Endstation Alzheimer? Ein überzeugendes Konzept zur stationären Betreuung. Mabuse-Verlag, Frankfurt, 2000

Heeg, S.; Bäuerle, K.: Freiräume Gärten für Menschen mit Demenz, Demenz Suppport Stuttgart gGmbH Zentrum für Informationstransfer 2004

Held, C., Ermini-Fünfschilling, D.: Das demenzgerechte Heim, Lebensraumgestaltung, Betreuung und Pflege für Menschen mit Alzheimerkrankheit, Karger Basel, 2004

Klie, T. (Hrsg.): Wohngruppen für Menschen mit Demenz, Vincentz, Hannover, 2002

Kuhn, C.; Radzey, B.: Demenzwohngruppen einführen, Ein Praxisleifaden für die Konzeption, Planung und Umsetzung, Demenz Support Stuttgart, Zentrum für Informationstransfer 2005

Staack, S.: Milieutherapie, Ein Konzept zur Betreuung demenziell Erkrankter, Vincentz, Hannover, 2004

Weyerer, S; Schäufele, M.: Demenzkranke Menschen in Pflegeeinrichtungen. Stuttgart: Kohlhammer, 2006

Winter, P.; Genrich, R.; Haß, P.: KDA Hausgemeinschaften, Eine Dokumentation von 34 Projekten, BMG Modellprojekte 2001/2002, zu beziehen bei Kuratorium Deutsche Altershilfe, Köln, Tel.: 0221/9318470, 20,00 €

Technische Unterstützung

Heeg, S. et al.: Technische Unterstützung. Reihe: Gemeinsam für ein besseres Leben mit Demenz. Huber, Bern/Göttingen, 2007

Erfahrungsberichte, Tagebücher und Prosa

Andersson, B.: Am Ende des Gedächtnisses gibt es eine andere Art zu leben, Brunnen München, 2007
Anonymus: Wohin mit Vater? Ein Sohn verzweifelt am Pflegesystem, Fischer 2007
Bayley, J.: Elegie für Iris. Taschenbuch zum Film. dtv, München, 2002
Bernlef: Bis es wieder hell ist, Nagel & Kimche Verlag, Zürich, 2007
Blasius, Ch.: Gestern war kein Tag. Verlag Neues Literaturkontor, 2002
Degnaes, B.: Ein Jahr wie tausend Tage. Ein Leben mit Alzheimer. Walter Verlag, 2006
Forster, M.: Ich glaube, ich fahre in die Highlands. Fischer, Ff/M 2003
Held, W.: Uns hat Gott vergessen. Tagebuch eines langen Abschieds. Quartus-Verlag, 2000
Lambert, M.: Mutter – Aufarbeitung einer Beziehung. Schmitz 2000
Offermans, C.: Warum ich meine demente Mutter belüge, Kunstmann, München, 2007
Obermüller, K. (Hrsg): Es schneit in meinem Kopf. Erzählungen über Alzheimer und Demenz, Nagel & Kimche Verlag, Zürich, 2006
Suter, M.: Small World (Kriminalroman). Diogenes, Zürich, 1999, 9,90 €
Taylor, R.: Alzheimer und Ich. – Leben mit Dr. Alzheimer im Kopf. Huber, Bern, 2008
Veld, E.: Klein, still & weiß. Fischer, Frankfurt, 2000
Vilsen, L.: Die versunkene Welt der Lucie B. – Das Leben mit meiner alzheimerkranken Frau. Urachhaus Verlag, Stuttgart, 2000, 12,90 €
Zander-Schneider, G.: Sind Sie meine Tochter? Leben mit meiner alzheimerkranken Mutter. Rowohlt, Reinbek, 2006

Bücher für Kinder und Jugendliche

Abeele, van den, V.; Dubois, Claude, K.: Meine Oma hat Alzheimer (ab 5 Jahre), Brunnen-Verlag, Gießen 2007
Alzheimer Europe (Hrsg.) (1999). Liebe Oma (7–12 Jahre) (zu beziehen über Deutsche Alzheimer Gesellschaft e.V.)
Hula, S.: Oma kann sich nicht erinnern (ab 8 Jahre), Dachs-Verlag, Wien 2006
Kuijer, Guus: Ein himmlischer Platz (ab 10 Jahre), Verlag Friedrich Oetinger, 2007
Langston, Laura; Gardiner, Lindsey: Omas Apelkuchen (3–5 Jahre), Friedrich Wittig Verlag, Kiel 2004
Mueller, Dagmar: Herbst im Kopf, Meine Omi Anni hat Alzheimer (ab 4 Jahre), Annette Betz Verlag 2006
Park, Barbara: Skelly und Jake (10–16 Jahre), C. Bertelsmann Verlag, Gütersloh, 2003
van Kooij, R.: Nora aus dem Baumhaus. Jungbrunnen, Wien, 2007
Vendel van de, Edward: Was ich vergessen habe (6–12 Jahre), Carlsen Verlag, Hamburg, 2004

Vendel van de, Edward; Godon, Ingrid: Anna Maria Sofia und der kleine Wim (ab 4 Jahre), Carlsen Verlag 2006

Recht und Pflegeversicherung

Bundesministerium für Gesundheit: stellt kostenlos verschiedene Broschüren zur Verfügung:
1. Pflegen zu Hause, Ratgeber für die häusliche Pflege (2007)
2. Pflegeversicherung, Schutz für die ganze Familie (2006)

Zu bestellen bei: BMG http://www.bmg.bund.de, Tel.: 0180/51 51 51 0 (0,12 € pro Minute)

Klie, Thomas. Pflegeversicherung; Einführung, Lexikon, Gesetzestexte, Nebengesetze, Materialien. 7. Auflage, Vincentz-Verlag, 2005

Petzold, Ch. et al.: Ethik und Recht. Reihe: Gemeinsam für ein besseres Leben mit Demenz. Huber, Bern/Göttingen, 2007

Videos und DVDs

«Apfelsinen in Omas Kleiderschrank» DVD inklusive Arbeitsblätter und Begleitheft mit methodisch-didaktischen Empfehlungen für die Umsetzung im Unterricht. 3 Filme von insgesamt 70 Minuten. Realisiert von Wilma Dirksen und Ralf Schnabel.

Demenzielles Verhalten verstehen, Abschied von den Spielregeln unserer Kultur, Vincentz, Hannover, 2000, VHS-Kassette, 30 Min

«Der Tag, der in der Handtasche verschwand» (zu bestellen bei Marion Kainz, die den Film gedreht hat, Tel: 0179/5024088

Erinnerungspflege mit demenziell Erkrankten, Vincentz, Hannover, 2002, DVD, 30 Min

Integrative Validation nach Nicole Richard, Vincentz, Hannover, 1999, DVD, 30 Min

Mein Vater. Kann über den WDR als Mitschnitt per Video käuflich erworben werden: http://www.wdr.de/themen/kultur/film/emmy_award_2003/index.jhtml; http://www.wdr.de/tv/genre/mitschnitte/phtml

Ulmer, E.-M.: Interaktionen mit dementen Menschen (DVD) Schlütersche, 2005, (Fortbildung, Schulung)

Weck, R. (Hrsg) «Einfach Alltag» Personenzentrierte Pflege in der Praxis, (DVD) Demenz Support Stuttgart 2007 (Dokumentarfilm)

10-Minuten-Aktivierung bei Verwirrten, Aufbruch in die Vergangenheit, Vincentz, Hannover, 2 VHS-Kassetten, 92 min

Linkverzeichnis

Im Internet gibt es inzwischen eine Vielzahl von interessanten Websites mit Informationen über Demenz bzw. die Alzheimer Erkrankung. Im Folgenden wird lediglich eine Auswahl der verschiedenen Seiten vorgestellt und näher beschrieben. Der Verlag übernimmt keine Verantwortung für die Aktualität der Inhalte bzw. mögliche Links der Internetseiten. Stand der Informationen Mai 2008.

www.aktion-demenz.de Seite des Vereins Aktion Demenz e.V. Der Verein möchte das bürgerschaftliche Engagement wecken und fördern und wendet sich nicht nur an Fachpublikum.

www.alois.de Informationsportal zur Alzheimer Krankheit des Alzheimer Online Informationsservice.

www.alz.ch Seite der schweizerischen Alzheimer Vereinigung informiert über aktuelle Themen rund um die Krankheit. Schwerpunkt der Vereinigung liegt auf der Beratung von Betroffenen und ihren Angehörigen. Die Vereinigung unterhält ein so genanntes Alzheimer-Telefon.

www.alzheimerforum.de Seite der Angehörigen Initiative e.V. mit wichtigen Informationen zur Krankheit mit Schwerpunkt auf die Unterstützung der Angehörigen. Aktuelles auch zu den Themen Recht, Pflegeversicherung, Behandlungsansätze und Hilfsmittel. Möglichkeit der telefonischen Beratung. Bietet umfassende Adressenliste auch über Angehörigengruppen in Österreich.

www.alzheimerforum.ch Alzheimer Forum Schweiz.

www.alzheimer-forschung.de Alzheimer Forschung Initiative e.V.

www.alzheimer-gesellschaft.at Seite der österreichischen Alzheimer Gesellschaft mit Schwerpunkt auf Wissenschaft und Forschung.

www.alzheimer-net.ch Schweizer Info-Plattform (deutsch/französisch)

www.alzheimerselbsthilfe.at Seite des Alzheimer Angehörigen Austria Vereins mit nützlichen Informationen zu vielen Themen der Krankheit für Betroffene und Angehörige.

www.dcm-deutschland.de Offizielle deutsche Seite des DCM-Verfahrens unter der Trägerschaft der Privaten Universität Witten/Herdecke mit Informationen über Aus- und Fortbildung für Pflegende und andere Angehörige des Gesundheitswesens.

www.demenz-support.de Zentrum für Informationstransfer zum Thema Demenz. Herausgeber der Zeitschrift «Demenz», ein Gesellschaftsjournal, in dem das Thema Demenz aus einer zivilgesellschaftlichen übergreifenden Perspektive beleuchtet wird. Sie richtet sich an pflegende Angehörige, an Alzheimer-Betroffene, an bürgerschaftlich engagierte Menschen, an Vertreter der Kommunen, der Kirche, der Kultur und vieler anderer gesellschaftlicher Bereiche.

www.deutsche-alzheimer.de Seite der deutschen Alzheimergesellschaft mit Hilfen für Betroffene und ihren Angehörigen. Sie bieten den Service der Online-Beratung, die Möglichkeit, Informationsblätter, Materialien und Broschüren herunter zu laden bzw. zu bestellen. Darüber hinaus bietet sie eine umfassende Adressenliste von allen regionalen Alzheimer Gesellschaften, Beratungsstellen und Angehörigengruppen in Deutschland.

www.dgn.org Deutsche Gesellschaft für Neurologie

www.dgpalliativmedizin.de Die Deutsche Gesellschaft für Palliativmedizin befasst sich unter anderem auch mit der Palliativbetreuung fortgeschritten demenziell Erkrankter (siehe Arbeitsgruppe Nichttumorpatienten)

www.evidence.de/Leitlinien/leitlinien-intern/index.html Evidenzbasierte medizinische Leitlinie (Experten, Fachleute im Gesundheitswesen)

www.kda.de Seite des Kuratoriums Deutsche Altenhilfe mit vielen nützlichen Informationen zur Pflege und Betreuung von alten Menschen und hilfreichen Informationen zu aktuellen Veröffentlichungen zum Thema Demenz.

www.kosch.ch Website zur Koordination und Förderung von Selbsthilfegruppen in der Schweiz.

www.hospiz.net Seite des Deutschen Hospiz- und Palliativverbands (DHPV) beschäftigt sich unter anderem auch mit der hospizlichen Begleitung von Menschen mit Demenz in fortgeschrittenen Stadien bzw. der Sterbephase.

www.oegn.at Österreichische Gesellschaft für Neurologie

www.patientenleitlinien.de Internetseite mit gut verständlichen medizinischen Informationen für Patienten.

www.pflege-demenz.de Erste deutschsprachige Fachzeitschrift für die professionelle Pflege von Personen mit Demenz mit Beiträgen, deren Schwerpunkte auf der praktischen Umsetzung und Verbesserung im Alltag von Menschen mit Demenz und ihren Pflege- und Betreuungspersonen liegen.

www.wg-qualität.de vom Bundesministerium für Familie, Senioren, Frauen und Jugend gefördertes Modellprojekt zur Qualitätssicherung in ambulant betreuten Wohngemeinschaften für Menschen mit Demenz.

www.dgpalliativmedizin.de Die Deutsche Gesellschaft für Palliativmedizin befasst sich unter anderem auch mit der Palliativbetreuung fortgeschritten demenziell Erkrankter (siehe Arbeitsgruppe Nichttumorpatienten)

www.zfg.uzh.ch Beratungsstelle Leben im Alter

Adressenverzeichnis

Deutschland

Alzheimer Ethik e.V.
Renate Demski
Lappenbredde 10
DE-59063 Hamm
Tel.: 0049 2381 972 288 4
Tel.: 0049 2381 510 15 (Hotline)
Fax: 0049 40 360 369 0502
alzeth@aol.com
www.alzheimer-ethik.de
www.alzheimer-alternativ-therapie.de

Alzheimer Forschung Initiative e.V.
Grabenstraße 5
DE-40213 Düsseldorf
Tel.: 0049 211 862 066-0
Service-Tel.: 0800 200 400 1
Fax: 0049 211 862 066-11
info@alzheimer-forschung.de

BAGA Bundesarbeitsgemeinschaft für Alten- und Angehörigenberatungsstellen
c/o Ulrich Mildenberger
Beratungsstelle für ältere Bürger und ihre Angehörigen
Heidbergstraße 28
DE-22846 Norderstedt
Tel.: 0049 40 528 838 30

BAG SELBSTHILFE e.V.
Bundesarbeitsgemeinschaft SELBSTHILFE von Menschen mit Behinderung und chronischer Erkrankung und ihren Angehörigen e.V.
Kirchfeldstr. 149
DE-40215 Düsseldorf
Tel.: 0049 211 310 06-0
Fax: 0049 211 310 06-48
info@bag-selbsthilfe.de
www.bag-selbsthilfe.de

Bundesarbeitsgemeinschaft der Freien Wohfahrtspflege e.V.
Franz-Lohse-Straße 17
DE-53129 Bonn
Tel.: 0049 228 226 128

Bundesministerium für Familie, Senioren, Frauen und Jugend
DE-11018 Berlin
Tel.: 0049 01 80 190 705 0 (Montag bis Donnerstag: von 7.00 bis 19.00 Uhr) (Anrufe aus dem Festnetz: 7–19 Uhr 3,9 Cent pro angefangene Minute)
Tel: 0049 30 185 55-0 (Zentrale)
Fax: 0049 30 185 554 400

DETA MED
Psychosozialer Treffpunkt für ältere Menschen mit türkischer Muttersprache
Turmstr. 21
DE-10559 Berlin-Moabit
Tel.: 0049 30 367 515 27
Fax: 0049 30 367 515 29

Demenz Support Stuttgart – Zentrum für Informationstransfer
Hölderlinstraße 4
DE-70174 Stuttgart
Tel.: 0049 711 997 8710
Fax: 0049 711 997 8729
info@demenz-support.de
www.demenz-support.de

Deutsche Alzheimer Gesellschaft e.V.
Friedrichstraße 236
DE-10969 Berlin
Tel.: 030 – 259 37 95 0
Fax: 030 – 259 37 95 29
info@deutsche-alzheimer.de
Mit ausführlichen Informationen zu allen regionalen Beratungsstellen in Deutschland.

Deutsche Arbeitsgemeinschaft Selbsthilfegruppen e.V.
Friedrichstraße 28
DE-35392 Gießen
Tel.: 0049 641 994 5612

Deutsche Expertengruppe Dementenbetreuung e.V.
c/o Mechthild Lärm
Haus Schwansen
Rakower Weg 1
DE-24354 Riesby
Tel.: 0049 4355 181 115

Deutsche Gesellschaft für Neurologie e.V. (DGN)
Universitätsklinikum Aachen
Pauwelsstraße 30
DE-52074 Aachen
Tel.: 0049 241 808 960 0
Fax: 0049 241 808 258 2
neurologie@ukaachen.de

Deutsche Gesellschaft für Gerontopsychiatrie und -psychotherapie e.V. (DGGPP)
Geschäftsstelle
Postfach 1366
DE-51675 Wiehl
Tel.: 0049 226 279 7683
Fax: 0049 226 299 9991 6
GS@dggpp.de

Deutsche Gesellschaft für Psychiatrie, Psychotherapie und Nervenheilkunde (DGPPN)
Reinhardtstrasse 14
DE-10117 Berlin
Tel.: 0049 30 280 966 01/-02
Fax: 0049 30 280 938 16

Deutsche Seniorenliga e.V.
Gotenstrasse 164
DE-53175 Bonn
Tel.: 0049 228 367 930
www.deutsche-seniorenliga.de

Deutsches Grünes Kreuz e.V.
Im Kilian
Schuhmarkt 4
DE-35037 Marburg
Tel.: 0049 6421 293 0
Fax: 0049 6421 229-10
dgk@kilian.de

Deutsches Zentrum für Altersfragen
Manfred-von-Richthofenstr. 2
DE-12101 Berlin
Tel.: 0049 30 260 7400
Fax: 0049 30 785 4350

FORUM GEMEINSCHAFTLICHES WOHNEN e.V. – Bundesvereinigung
Gerda Helbig
Brehmstraße 1a
DE-30173 Hannover
Tel.: 0049 511 475 3253
Fax: 0049 511 475 3530
info@fgwa.de
www.fgwa.de

Hirnliga e.V.
Geschäftsstelle
Postfach 1366
DE-51657 Wiehl
Tel.: 0049 2262 999 991 7 (Montags bis Freitags von 8.30 bis 12.30 Uhr)
GS@hirnliga.de
www.hirnliga.de

IdeM
Informationszentrum für dementiell und psychisch erkrankte MigrantInnen und ihre Angehörigen; Beratung auf Türkisch, Arabisch, Serbisch, Bosnisch, Kroatisch, Polnisch
Rubensstrasse 84
DE-12157 Berlin
Tel.: 0049 30 856 296 57
Fax: 0049 30 856 296 58

Kompetenznetz Demenzen e.V.
Prof. Dr. Dr. Fritz A. Henn
Zentralinstitut für Seelische Gesundheit
DE-68159 Mannheim
Tel.: 0049 621 170 320 02
Fax: 0049 621 170 320 05
www.kompetenznetz-demenzen.de

Kuratorium Deutsche Altershilfe (KDA)
Wilhelmine-Lübke-Stiftung e.V.
An der Pauluskirche 3
DE-50677 Köln
Tel.: 0049 221 931 847 0
www.kda.de

Selbsthilfewegweiser.de
Angehörigengruppe für Alzheimererkrankte
Wartburgplatz 5
DE-28217 Bremen
Tel.: 0049 421 380 8015
ahb-hauspflege@t-online.de
www.selbsthilfe-wegweiser.de

ÖSTERREICH

Alzheimer-Selbsthilfe.at
Obere Augartenstrasse 26-28
A-1020 Wien
Tel.: 0043 1 332 51 66
Fax: 0043 1 334 21 41
www.alzheimer-selbsthilkfe.at

SCHWEIZ

Alzheimer – Schweizerische Alzheimervereinigung
Rue des Pêcheurs 8 E
CH-1400 Yverdon-les-Bains
Tel.: 0041 24 426 20 00
info@alz.ch
www.alz.ch

Alzheimer Forum Schweiz
Postfach 7832
CH-3001 Bern
info@alzheimerforum.ch
www.Alzheimerforum.ch

Schrittweise …
Palliative Betreuung in Ihrer Nähe
Goldackerweg 4
CH-8047 Zürich
Tel.: 0041 44 463 13 10
Fax: 0041 44 463 18 86
kontakt@schrittweise.ch

Autorenverzeichnis

Sachwortverzeichnis